100 Tipps – Besser Schlafen Lernen

Schlaf optimieren – mehr Leistung – Glücklicher Leben

1.01 erweiterte Ausgabe

Von Edward Buth

I0415296

Impressum

100 Tipps – Besser Schlafen Lernen

Schlaf optimieren – mehr Leistung – Glücklicher Leben!

von Edward Buth

Der vorliegende Titel wurde mit großer Sorgfalt erstellt. Dennoch können Fehler nicht vollkommen ausgeschlossen werden. Der Autor und das Team von **www.schlaftracking.de** übernehmen daher keine juristische Verantwortung und keinerlei Haftung für Schäden, die aus der Benutzung dieses E-Books oder Teilen davon entstehen. Insbesondere sind der Autor und das Team von **www.schlaftracking.de** nicht verpflichtet, Folge- oder mittelbare Schäden zu ersetzen.

Alle Warennamen werden ohne Gewährleistung der freien Verwendbarkeit benutzt und sind möglicherweise eingetragene Warenzeichen. Der Verlag richtet sich im Wesentlichen nach den Schreibweisen der Hersteller.

Cover-Foto: © pixel_dreams - Fotolia.com

E-Book-Produktion und -Distribution

Redaktionsbüro Lindo

NEU: Die Seite zur persönlichen Optimierung:
www.schlaftracking.de

Scan mich! Weitere Ratgeber, die ebenfalls für Sie interessant sind!

ISBN: **9781091148956**

Imprint: Independently published

Updates für dieses Buch

Sicherlich werden in den nächsten Tagen und Wochen noch weitere Ergänzungen zu Ihrem optimalen Schlaf erscheinen. Wir halten Sie natürlich auf dem Laufenden, so dass wir die Inhalte in regelmäßigen Abständen aktualisieren.

Auch wenn Amazon für diese Fälle eine spezielle automatische Aktualisierung bietet, kann es teilweise bis zu sechs Wochen dauern, bis ein einzelner Titel automatisch aktualisiert wird und somit die Leser die neuen Inhalte auch erhalten.

Dies beansprucht immer viel Zeit. Alternativ können Sie, sofern Ihnen bekannt ist, dass es ein Update zu diesem eBook gibt, den Support von Amazon per Mail anschreiben. Ihnen wird dann das Update dieses Buches manuell eingespielt. Dies geschieht meist innerhalb von24 Stunden.

eBook Update: 100 Tipps – Besser Schlafen Lernen

Daher tragen Sie sich einfach auf folgender Webseite (**schlaftracking.de/ebook-update-100-tipps-besser-schlafen-lernen**) ein, die wir für unsere Kunden und Leser eingerichtet haben.

Wir verständigen Sie per E-Mail zeitnah, wenn eine aktuelle Überarbeitung der Inhalte vorliegt. So müssen Sie nicht wochenlang auf ein automatisches Update von Amazon warten. Oder scannen Sie den notwendigen Link per QR-Code direkt ein. Scan mich!

Inhaltsverzeichnis

Idee dieses Buches

Besser schlafen, leistungsstark sein und ein glückliches Leben führen, ist das nicht der Wunsch eines jeden Menschen? Dabei besteht ein klarer Zusammenhang zwischen diesen Dingen des Lebens. Doch diese Abhängigkeit ist vielen Menschen nicht bewusst. **Fakt ist**: Wer gut schläft, kann am nächsten Tag mehr leisten. Und wer etwas leistet, unabhängig in welchen Bereich, der kann sich glücklich schätzen. Nach geleisteter Arbeit stellt sich einfach ein **Glücksgefühl** ein. Somit ist ein erholsamer Schlaf das Maß aller Dinge.

Wer also mehr Leistung erbringen will, sollte im ersten Schritt die Qualität seines Schlafs überprüfen und gegebenenfalls verbessern. Wer also im täglichen Leben mehr erreichen will, sollte seinen Schlaf optimieren. Immerhin verbringt der Mensch ein **Drittel seines Lebens** schlafend. Auch wenn die Wissenschaft noch nicht alle Geheimnisse des menschlichen Schlafs gelüftet hat, so geht es beim Schlaf nicht nur um eine reine Ruhephase des Körpers.

Vielmehr ist der Mensch auch im schlafenden Zustand aktiv. Dies gilt besonders für das **Gehirn**. Hier werden die unterschiedlichsten Eindrücke vom Vortag verarbeitet und das **Gedächtnis** speichert die relevanten Informationen ab. Schlaf bedeutet eine Erholung für Geist und Körper. Somit ist der Schlaf keinesfalls eine nutzlose Zeit für Einzelnen. Es geht nicht darum, die eigene Schlafzeit zu verringern. Im Gegenteil: Jeder Mensch sollte seinem Körper und seinem Geist die notwendige Zeit geben, um die notwendige Leistung zu erbringen.

Doch in der heutigen Zeit gibt es viele Dinge, die die eigenen Schlafgewohnheiten verändern oder sogar stören. Viele wissenschaftliche Untersuchungen zeigen, dass immer Menschen Probleme beim Ein- und Durchschlafen haben. Dabei existieren unzählige Dinge, die für eine Störung des eigenen Schlafes sorgen können. Die folgenden Tipps sollen daher als Anregung dienen, sich intensiv mit dem eigenen Schlaf zu beschäftigen.

Ziel dabei ist: Auf natürliche Weise den eigenen Schlaf zu optimieren. Alle Tipps stammen aus der Praxis und stellen eine Zusammenfassung von eigenen Erfahrungen dar. Alle Anregungen sind direkt aus einer persönlichen Situation. Jeder einzelne Tipp lässt sich daher problemlos auf die eigene Situation anwenden.

Wichtig ist, dass die vorhandenen Anregungen auch praktisch umgesetzt werden. Nur das Lesen der Ratschläge wird keine erhoffte Verbesserung in der nächsten Nacht bewirken. Ziehen Sie sich für die nächsten Tage einen oder mehrere Tipps heraus und setzen diese in die Tat um. Sie werden sehr schnell die gewünschte Verbesserung am eigenen Leibe erfahren.

Grundsätzlich ist es bei vielen Betroffenen oft ein langer Weg bis zum optimalen Schlaf. Hier gilt die alte Weisheit: „Übung macht den Meister". Versuchen Sie sich regelmäßig mit ihrem Schlaf zu beschäftigen. Diese 100 Tipps bieten eine Fülle an Ansätzen für die persönliche **Schlafoptimierung**. Nutzen Sie diese Chance. Ein guter Schlaf ist die Basis für ein glückliches Leben.

Viel Erfolg und einen erholsamen Schlaf wünscht Ihnen

Edward Buth

Jeder Mensch muss schlafen

Schlafen ist ein zentrales Grundbedürfnis des Menschen, ähnlich wie Essen und Trinken. Der Schlaf sorgt für die erforderliche Erholung und **Regeneration** des eigenen Körpers. Dabei sorgt nur ein erholsamer Schlaf für die notwendige Fitness im täglichen Leben. Insgesamt verschläft der Mensch rund ein Drittel seiner Lebenszeit. Diese Zeit ist allerdings zwingend notwendig, damit wichtige Prozesse im Körper ablaufen können. Dazu wird der **Stoffwechsel** während des Schlafs reduziert. Gleichzeig sorgen unterschiedliche Hormone und Stoffe für den Wiederaufbau von Haut, Knochen und Immunsystem. Zudem verarbeitet das menschliche Gehirn die am Tage wahrgenommenen Informationen.

Schlaf: Müdigkeit ist ein natürlicher Schutz

Der Schlaf ist somit zwingend notwendig, damit der Mensch jeweils wieder zu seiner geistigen und körperlichen Leistungsfähigkeit findet. Der Bedarf nach einer ausgiebigen Ruhepause signalisiert der Körper dabei mit seiner Müdigkeit. Diese wird in der Regel durch einen Mangel an Schlaf und durch körperliche und geistige Anstrengungen verursacht. Der beste Schutz gegen Müdigkeit ist dabei ausreichend Schlaf. Dabei ist der notwendige **Schlafbedarf** sehr individuell und wird zudem auch stark von dem Alter der betreffenden Person beeinflusst.

Langschläfer haben ein schlechtes Image

Bekanntlich hat zu wenig Schlaf eine negative Auswirkung auf die eigene Leistungsfähigkeit. Dennoch sind **Langschläfer** in der heutigen Gesellschaft nicht gern gesehen. Wer angeblich mit wenig Schlaf auskommt, besitzt ein deutlich besseres Ansehen. Es gibt heute unzählige Gründe, warum der Einzelne nicht die wohlverdiente Nachtruhe regelmäßig bekommt.

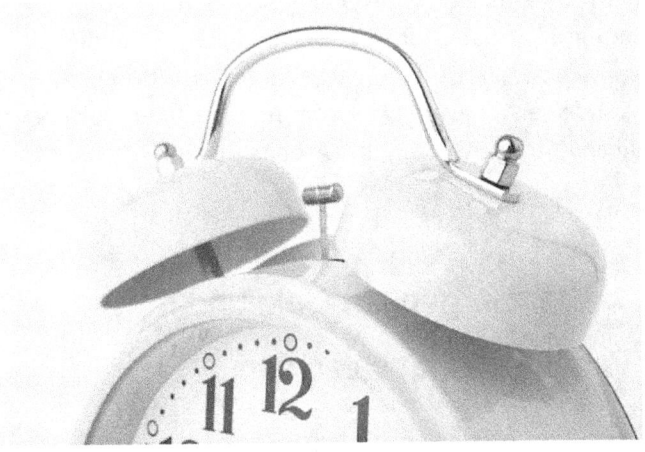

Vom lauten Nachbarn, über eine lange Betriebsfeier bis hin zum spannenden Blockbuster auf dem Streamingkanal. Am nächsten Tag muss dann leider für zu wenig Schlaf bezahlt werden. Man schleppt sich müde durch den ganzen Tag. Wer dies gelegentlich macht, kann es in der Regel gut verkraften. Doch wenn die betreffende Person permanent zu wenig Schlaf bekommt, kann dies negative Auswirkung auf Gesundheit und Psyche haben.

Längst sprechen Wissenschaftler von einer übermüdeten Gesellschaft, denn **mangelnder Schlaf** entwickelt sich immer mehr zu einem gesellschaftlichen Problem. Wer permanent Stress und Sorgen hat, findet meist schlecht in den Schlaf. Zudem neigt jeder Einzelne dazu, möglichst viele Aktivitäten gleichzeitig zu erledigen. Der moderne Mensch will heute nicht nur eine Sache am Tag erledigen, vielmehr sind viele unterschiedliche Veranstaltungen, Aktivitäten und Aufgaben in 24 Stunden erforderlich. Wie schon Karl Lagerfeld meinte: *„Ich fordere den 48-Stunden-Tag. Mit nur 24 Stunden komme ich nicht aus.“* Doch genau hier liegt das Problem. Wenn man viele Dinge an einem Tag erledigen will, dann geht dies zu Lasten des benötigten Schlafs. Zumal diese Tendenz auch in der Gesellschaft bereits ihre Spuren hinterlässt. Durch die sinkende Leistungsfähigkeit kommt es zu einer steigenden Zahl an Krankheitstagen und Arbeitsunfällen.

Wer Sorgen mit Geld und Partner hat, schläft schlechter

Anhand von Studien wurde lange Zeit besonders der Stress auf der Arbeit als schlimmster Feind des Schlafs eingestuft. Doch nach neuesten Erkenntnissen stehen finanzielle Sorgen an erster Stelle, wenn nach einem Grund für **Schlaflosigkeit** gesucht wird. Anhand von verschiedenen Studien sind Menschen, die sich in einer funktionierenden Beziehung befinden, keine Geldsorgen haben und ein möglichst gesundes Leben führen, deutlich weniger von Schlaflosigkeit betroffen. Im Umkehrschluss bedeutet dies: Wer Sorgen mit seinem Partner und der finanziellen Situation hat und zudem ein ungesundes Leben führt, für den steigt die Wahrscheinlichkeit für Schlafstörungen deutlich an. Auch hier zeigen gesellschaftliche Veränderungen ihre Wirkung.

Trotz des aktuellen Erkenntnisstandes hat weiterhin ein Langschläfer mit einem negativen Image zu kämpfen. Wer viel schläft, will nicht arbeiten, so lautet die gängige Meinung. Der Manager, der angeblich mit wenig Schlaf auskommt, gilt für viele Menschen als klassisches Vorbild. Doch wirklich leistungsfähig kann nur die Person sein, die regelmäßig ausreichend schläft. Erst langsam wird der Schlaf als wichtigstes Merkmal für ein gesundes Leben angesehen.

Schlafbedarf: Wie viel Schlaf braucht der Mensch?

In vielen Fachpublikationen wird von einer optimalen Schlafdauer von rund 8 Stunden gesprochen. Trifft dies allerdings bei jedem Menschen zu? Braucht wirklich Jeder die identische **Schlafdauer**? Bei dem angegebenen Wert handelt es sich nur um einen Durchschnittswert. Grundsätzlich wird der persönliche Schlafbedarf von unterschiedlichen Faktoren beeinflusst.

Dazu gehören beispielsweise die genetische Veranlagung, die körperliche und psychische Verfassung und natürlich auch die aktuelle Belastung des Einzelnen. Nun stellt sich somit die Frage: Wie stellt der Einzelne selbst fest, welche perfekte Dauer an Schlaf er benötigt? Der größte Teil der Menschen braucht in der Tat rund sieben bis acht Stunden täglich an Schlaf, um die optimale Leistungsfähigkeit zu erreichen. Doch ein gewisser Anteil an Personen benötigt weniger oder mehr Schlaf. Dabei existiert ein einfacher Weg, um dies selbst herauszufinden.

Die einfachste Methode ist im Rahmen eines Urlaubes selbst zu ermitteln, wann man tatsächlich vollständig ausgeschlafen ist. Allerdings sind dazu einige Tage notwendig. Im ersten Schritt geht es darum, ohne zeitlichen Druck vollständig auszuschlafen. Idealerweise dienen die ersten Tage der Auszeit, um eine mögliche Erschöpfung oder ein Defizit an Schlaf zu beseitigen.

Erst wenn der eigene Körper vollständig erholt ist, lässt sich die optimale Schlafdauer feststellen. Sofern Sie sich noch im Urlaub befinden, schläft der Einzelne so lange, bis er ohne einen äußeren Einfluss aufwacht und anschließend erholt und fit in den Tag starten kann. Geschieht dies über mehrere Tage hinweg, haben Sie die perfekte Schlafdauer für sich entdeckt. Diese Dauer sollte anschließend auch im normalen Alltag als Orientierung dienen.

Was versteht man unter Schlafhygiene?

Wer sich ausgiebig mit dem Thema Schlaf beschäftigt, wird immer wieder auf den Begriff der Schlafhygiene treffen. Doch was steckt überhaupt hinter dieser Bezeichnung? Die Antwort ist denkbar einfach. Es geht darum, seine Gewohnheiten und Verhaltensweise so zu gestalten, dass ein erholsamer Schlaf möglich wird. Zudem sollen durch eine vernünftige Schlafhygiene mögliche Störungen des eigenen Schlafs vermieden, behoben oder zumindest reduziert werden.

Regeln im Zusammenhang mit dem eigenen Schlaf

Wer also über einen schlechten Schlaf klagt, kann durch das Einhalten bestimmter Regeln dafür sorgen, dass Störeinflüsse möglichst unterbunden werden und somit einem erholsamen Schlaf nichts im Wege steht.

Tipp: Grundsätzlich lassen sich krankheitsbedingte Schlafstörungen natürlich nicht durch das einfache Einhalten einer Schlafhygiene abstellen. In diesem Fall sollte unbedingt ein ärztlicher Rat eingeholt werden. Dennoch wird bei einer ärztlich verordneten Therapie (Schlaflosigkeit) natürlich auch auf eine vernünftige Schlafhygiene geachtet.

Entsprechend gilt: Nur durch das Einhalten einer angemessenen Schlafhygiene können nur gelegentliche Schlafprobleme behoben werden. Zudem ist es in der Regel für jeden Menschen durchaus anzuraten, gewisse Regeln im Zusammenhang mit dem eigenen Schlaf einzuhalten. So können beispielsweise Schlafstörungen bereits im Vorfeld verhindert werden.

Einfache Regeln sorgen für einen besseren Schlaf

Wer sich also bestimmte Gewohnheiten vor dem Zubettgehen antrainiert, sorgt idealerweise für ein besseres Einschlafen und eine erholsame Nachtruhe. Dabei zielen alle Maßnahmen darauf ab, eine gewisse Ruhe vor der anstehenden Bettruhe einkehren zu lassen. Viele der Regeln sind hinlänglich bekannt. So sollten Sie unmittelbar vor dem Schlafgehen auf alkoholische Getränke und ein ausgiebiges Essen verzichten. Auch den Genuss von Nikotin, Koffein oder Teein sollten Sie vermeiden. Auch die Lektüre eines netten Buches ist eher einem spannenden Thriller vorzuzuziehen.

So existieren viele Dinge, die vor der Bettruhe für die notwendige Entspannung sorgen. Jegliche Art von Stress, Anspannung und Aufregungen sollten Sie unbedingt vermeiden. Dabei ist der Zusammenhang zwischen Lebensstil und Schlaf denkbar einfach: Je ruhiger und gesünder Sie den Abend ausklingen lassen, desto schneller schlafen Sie ein.

Konsequentes Einhalten der Schlafhygiene

Wer tatsächlich seine Gewohnheiten anpassen möchte, um einen erholsameren Schlaf zu erzielen, muss die Regeln und die veränderten Verhaltsweisen möglichst über einen längeren Zeitraum befolgen. Nur durch eine einmalige Änderung des Verhaltens wird sicherlich nicht gleich die erhoffte Wirkung erzielt. Immerhin muss sich der eigenen Körper zunächst an die veränderte Situation gewöhnen. Die neuen Regeln müssen tatsächlich erlernt werden.

Zudem sollten Sie nicht gleich eine Vielzahl von Veränderungen durchführen. Vielmehr ist sinnvoll, nur schrittweise einzelne Anpassungen vorzunehmen. Nur so können Sie genau ablesen, welches veränderte Verhalten die erhoffte Wirkung bringt. Am Ende der Betrachtung sollten Sie in der Lage sein, genau die Störfaktoren zu benennen, die für die Störungen ihres Schlafs verantwortlich sind.

Tipp: Damit Sie nicht den Überblick bei der Betrachtung ihrer Schlafgewohnheiten und den geänderten Verhaltensweisen verlieren, ist es durchaus sinnvoll ein sogenanntes Schlaftagebuch zu führen. Hierüber werden alle Änderungen ihrer Gewohnheiten und die jeweiligen Schlafeinheiten über einen bestimmten Zeitraum protokolliert. Im Ernstfall können diese Aufzeichnungen auch bei einem Arzt oder Therapeuten als Ausgangspunkt für weitere Maßnahmen genutzt werden.

Die beste Ausstattung im Schlafbereich

Der Mensch schläft durchschnittlich zwischen sechs bis acht Stunden täglich. Das ist ein Drittel der anfallenden Stunden pro Tag, die man im Schlafzimmer verbringt. Der Mensch ist auf Schlaf angewiesen, denn selbst im Schlaf arbeitet unser Körper weiter. Er regeneriert sich und verarbeitet die Erlebnisse, die über den Tag aufgenommen wurden. Deshalb ist es besonders wichtig, dass wir uns in unserem Schlafzimmer besonders wohl fühlen und einen geeigneten Rückzugsort haben. Das Schlafen hat auch einen direkten Einfluss auf die eigene Gesundheit, daher sollten Sie sich ausreichend Zeit nehmen, die optimalen Schlafzimmermöbel für sich auszusuchen.

Welche Möbel gehören in Ihr Schlafzimmer?

Das Schlafzimmer wird meistens nur zum Schlafen und Aufbewahren der Kleidung genutzt. Doch Sie können den funktionellen Teil des Zimmers auch mit trendigen Möbeln aufpeppen. Bei einer so großen Auswahl verschiedener Anbieter, sollten Sie sich ausgiebig umschauen, damit Sie das bestmögliche Ergebnis aus ihrem Schlafzimmer rauszuholen.

Vor der ersten Wahl der einzelnen Möbel in ihrem Schlafzimmer sollten Sie sich zunächst für eine bestimmte Stilrichtung in ihrem Schlafzimmer entscheiden. Auch hier gibt es unzählige Ausprägungen. Sie haben also die Qual der Wahl.

Das wichtigste Möbelstück im Schlafzimmer ist natürlich das Bett. Zunächst sollten Sie sich entscheiden, für welche Art von Bett Sie sich interessieren. Hierzu sollten Sie einige Dinge beachten. Maßgeblich sind die Wahl der Matratze und das passende Bettgestell. Zudem können Sie sich zwischen dem klassischen Einzel- oder Doppelbett entscheiden und wählen ein modernes Boxspringbett, das den höchsten Komfort bietet. Dabei gibt es fast jedes Bett in den unterschiedlichsten Materialien und Farben.

Das perfekte Bett

Jeder Mensch verbringt einen großen Teil seines Lebens im Bett. Folglich ist ein Bett wohl das wichtigste Möbelstück in jedem Haushalt. Entsprechend wichtig ist somit auch die richtige Wahl des Schlafmöbels. Zumal ein erholsamer Schlaf für das grundsätzliche Wohlbefinden des Menschen verantwortlich ist. Für einen guten Schlaf sind viele unterschiedliche Details, Eigenschaften und Funktionen eines Bettes verantwortlich. Zudem ist nicht nur die Qualität des Lagers ausschlaggebend, sondern das gewählte Bettmodell soll auch mit der Ausgestaltung des Schlafzimmers perfekt harmonieren.

Grundsätzlich sollte man bei der Wahl eines geeigneten Bettes nicht an der falschen Stelle sparen und sich stets für die beste Qualität entscheiden. In den meisten Fällen ist die Anschaffung des Möbelstückes für viele Jahre vorgesehen. Der optimale Kauf eines Bettes beeinflusst daher möglicherweise den eigenen Schlaf für lange Zeit.

Die richtige Wahl bei einem Bett

Das klassische Bett besteht aus einem Bettgestell, dem Lattenrost und der passenden Matratze. Entsprechend groß ist die Auswahl, da sich die unterschiedlichen Betten in Design, Material, Größe und Funktionalität unterscheiden. So ist es nicht unbedingt einfach, die richtige Wahl zu treffen.

Besonders beliebt sind sogenannte Boxspringbetten, die sich maßgeblich von den traditionellen Bettsystemen unterscheiden. Bei dem Boxspringbett handelt es sich um ein amerikanisches System, bei dem das traditionelle Lattenrost durch ein gefedertes Untergestell ersetzt wird. Darauf befindet sich meist eine mehrlagige Matratze und ein sogenannter Topper, eine weiche, dünne Auflage. Zudem verfügt ein Boxspringbett immer über eine deutlich höhere Liegehöhe.

Das passende Bett sollte immer die persönlichen Anforderungen erfüllen. In einem Single-Haushalt ist meist ein klassisches Einzelbett ausreichend. Wer mehr Platz benötigt, greift zum Doppelbett. Jedes Bett ist dabei in unterschiedlichen Größen verfügbar. Auch die verwendeten Materialien sind sehr unterschiedlich. Es sind sowohl Massivholzbetten als auch Metallbetten gefragt. Wer zusätzlichen Stauraum im Schlafzimmer benötigt, entscheidet sich für ein sogenanntes Funktionsbett. Für die gelegentliche Nutzung werden Klappbetten-&-Raumsparbetten bevorzugt. Im Kinderzimmer sind spezielle Kinderbetten oder Hochbetten die beste Wahl.

Eine gute Matratze ist die Basis für einen guten Schlaf

Es ist hinlänglich bekannt, dass die Qualität des persönlichen Schlafs wesentlich von der Wertigkeit der benutzten **Matratze** abhängt. Wer Schwierigkeiten beim Einschlafen hat oder bei dem der Schlaf nicht ausreichend erholsam ist, kann häufig durch den Austausch der verwendeten Schlafunterlage eine deutliche Verbesserung der Bettruhe erzielen. Beim Kauf einer Matratze sollten Sie daher unbedingt auf die Qualität achten. Sparen Sie nicht an der falschen Stelle.

Wie finden Sie die perfekte Matratze?

Wie erkennen Sie eine gute Matratze? Welche Eigenschaften bestimmen die Qualität einer guten Schlafunterlage? Heute können Sie bereits eine Unterlage für das Bett im Discounter oder im Baumarkt erwerben. Doch auch im Internet können Sie mühelos die passende Matratze bestellen. Per Knopfdruck kommt die Schlafunterlage ins Haus. Wichtig ist, dass Sie die wichtigen Eigenschaften kennen, die eine gute Matratze ausmacht.

Fakt ist: Das beste Bett ist ungeeignet, wenn sich darin nicht eine gute Matratze befindet. Nur eine gute Schlafunterlage bietet den gewünschten Komfort beim

Schlaf. Da man sich nicht ständig eine neue Bettunterlage kauft, sind die relevanten Faktoren beim Kauf einer Matratze selten bekannt. Selbst das bekannte Probeliegen hilft hier nicht weiter. Hier können Sie nur unterscheiden, ob es sich um eine harte oder weiche Unterlage handelt. Dies steht in der Regel auch direkt auf der Matratze drauf.

Die wichtigen Kaufkriterien einer Matratze

Studieren Sie unbedingt die Eigenschaften und Inhaltsstoffe der jeweiligen Matratze. In der Regel gibt jeder Hersteller ausreichend Auskunft über die verwendeten Materialien. Werfen Sie immer einen Blick auf die Produkteigenschaften der jeweiligen Schlafunterlage. Die perfekte Matratze sollte nicht zu hart und nicht zu weich sein, um einen optimalen Schlafkomfort zu bieten. Nur so passt sich die Unterlage perfekt an die eigene Körperform an. Der Schlafende darf nicht in der Matratze versinken. So ist kein guter Schlaf möglich.

Zudem sollten Sie auch einen Blick auf die Schadstoffbelastung der Matratze werfen. Hier ist die Zusammensetzung der verwendeten Materialien ausschlaggebend. Welche Stoffe beinhaltet die betreffende Schlafunterlage? Erst wenn diese Fragen korrekt beantwortet sind, haben Sie ihre optimale Matratze gefunden.

Wir wäre es mit einer Matratzenauflage?

Die meisten von uns schlafen jede Nacht in einem Bett (oder jeden Tag, sofern man Schicht arbeitet), wenn wir krank sind, sogar oft mehrere Tage oder Wochen. Deshalb ist eine gute Matratze wichtig, auf der man angenehm liegt und die von Material und Festigkeit am besten für die Gesundheit ist. Doch sind gute Matratzen nicht gerade billig und vor allem keine Wegwerfware, die man jedes Jahr ersetzt. Leider verhindern Spannbetttücher nicht, dass die Matratze Schweiß und Staubmilben aufnimmt, wodurch sie schnell verschmutzen. Schweißflecken, manchmal auch Stockflecken und unangenehme Gerüche bilden sich mit der Zeit, was weder schön noch angenehm ist. Deshalb ist es sinnvoll, eine Matratzenauflage zu verwenden. Sie schützt die Matratze vor Schweiß und Schmutz und hat noch andere hervorragende Eigenschaften.

Auflagen für Sommer und Winter

Viele von uns kennen diese Auflagen auch unter den Begriffen *Matratzenschoner*, *Matratzentopper* und *Unterbett.*

- Unterbetten mit Thermowirkung wärmen in den kalten Monaten, andere nehmen im Sommer den Schweiß besonders gut auf.

- Zusätzlich zur wärmenden Auflage kann man einen weiteren Matratzenschoner zwischen Matratze und Lattenrost legen. Das schützt einerseits vor Staub und sorgt für mehr Wärme im Bett.

- Praktisch sind Wendeauflagen mit einer Winter- und einer Sommerseite. Wo die eine Seite für Wärme sorgt, ist die andere temperaturregulierend und absorbiert Schweiß besonders gut.

Matratzentopper bei Rückenproblemen

Es gibt auch dicke Auflagen (Topper), die den Rücken entlasten und ein ergonomisches Liegen ermöglichen sollen. Dafür ist allerdings eine gute, harte Matratze sozusagen als feste Unterlage erforderlich. Rückenfreundliche Auflagen gibt es mit einem Kern aus Visco-Schaum, Latex, Kaltschaum oder Gel.

- Visco-Auflagen passen sich relativ langsam an den Körper an und sind temperaturabhängig.

- Kaltschaum-Auflagen haben eine hohe Flächenelastizität und sind für Allergiker gut geeignet.

- Latexauflagen gelten als langlebiger, sind aber auch recht teuer.

- Auflagen mit Gel sind sehr elastisch, bei höherem Körpergewicht oft zu elastisch.

Ein Wundermittel ist eine rückenfreundliche Auflage natürlich nicht, doch kann sie helfen, das Liegen angenehmer zu machen und die Entspannung fördern.

Kaufratgeber Matratzenauflagen

Die wichtigsten Kriterien, die man beim Kauf eines Unterbettes bzw. einer Auflage für die Matratze beachten sollte.

- Die Größte muss zur Größe der Matratze passen

- Gute Luftzirkulation, damit sich keine Stockflecken unter der Auflage bilden

Überlegen Sie sich, welche Eigenschaften soll die Auflage haben:

- Wärmen

- Schweiß absorbieren

- Atmungsaktiv sein

- sich an den Körper anpassen, um die Wirbelsäule zu entlasten

- ist das Material verträglich (Allergiker)

- keine besonderen Eigenschaften

Pflege und Haltbarkeit

Wie bei allen Produkten gibt es auch bei Unterbetten gute und mittlere Qualität und billigste Made in China Ware. Mit Letzteren kann man Glück haben, aber es kann auch sein, dass die Auflage beim ersten Mal ansehen auseinanderfällt oder extrem nach Chemie riecht. Achten Sie deshalb auf Kundenbewertungen oder lassen sich bei einem Fachhändler beraten. Eine gute Auflage muss kein Vermögen kosten, oft gibt es auch reduzierte Qualitätsware.

Achten Sie darauf, ob die Auflage für eine Wäsche in der Maschine geeignet ist. Sollte das nicht der Fall sein, bleibt wohl nur chemische Reinigung und die kann richtig teuer werden. Bei einer waschbaren Matratzenauflage kommt es vor allem darauf an, ob sie in die Trommel der Waschmaschine passt und wie heiß sie gewaschen werden darf.

Das optimale Nackenkissen

Der Nacken macht bei vielen Menschen Probleme. Er verspannt sich, ist steif oder schmerzt einfach nur. Da der Nacken die Verbindung zwischen Kopf und Rumpf bildet und viele wichtige Nerven durch diesen Bereich verlaufen, können Nackenbeschwerden sich auf den ganzen Körper auswirken.

Schwindel, Kopfschmerzen, Taubheitsgefühle in den Händen oder im Gesicht und Nervenschmerzen sind nur einige der typischen Symptome. Das schränkt die Lebensqualität erheblich ein und kann für Betroffene zur Qual werden. Deshalb ist es wichtig, Nackenverspannungen vorzubeugen. Hierfür werden u.a. Nackenkissen empfohlen. Auch für HWS-Patienten kann ein Nackenkissen Erleichterung verschaffen und dazu beitragen, die üblichen Beschwerden zu lindern.

Wie wirkt ein Nackenkissen?

Ein gutes Nackenkissen passt sich der Körperform an und stützt sanft den Kopf. Außerdem entlastet es die Bandscheiben und die Wirbelsäule im Halsbereich. Es ist so geformt, dass es den ganzen Bereich zwischen Kopf und Schultern füllt und stützt. Doch wie gesagt: Es muss sich um gutes Kissen handeln. Mit einem sehr günstigen Modell dürften Sie keine Freude haben.

Das passende Kissen für den Nacken finden

Das Kissen sollte unbedingt zu ihrer Schlafposition passen. Schlafen Sie eher auf dem Rücken, dem Bauch oder gehören Sie zu den Seitenschläfern? Denn für Seitenschläfer gibt es spezielle Kissen, und sogar für die Bauchlage. Wobei schlafen auf dem Bauch für den Nacken Gift ist, die weitaus gesündere Lage wäre auf der Seite oder auf dem Rücken.

Die richtige Größe wählen

Nackenkissen gibt es in verschiedenen Größen, und das ist auch gut so. Ist es zu klein oder zu groß, führt es höchstens zu Verspannungen. Messen Sie deshalb ihre Schulterbreite und die Länge ihres Nackens und vergleichen ihre Maße mit den Größenangaben der Hersteller. Hier kommt es nicht auf den Zentimeter an, es sollte lediglich groß/klein genug sein, dass die Schultern nicht mehr auf dem Kissen liegen aber der Nackenbereich ausgefüllt wird.

Die ideale Form des Nackenkissens

Sehen Sie sich auch die Formen und die Angaben zur Weichheit der Kissen an. Da nicht jede Wirbelsäule gleich geformt ist, brauchen sie evtl. ein Kissen mit einer geringeren Wölbung (z.B. bei einer Steilstellung des Nackens). Am idealsten wäre natürlich das Probeliegen auf verschiedenen Nackenkissen. Sollten Sie ihr Kissen im Internet kaufen, empfiehlt es sich, Kissen in mehreren Aus-führungen und Größen zu bestellen und sie zu testen. Achten Sie aber darauf, dass eine Rückgabe möglich ist.

Auch sollte das Kissen waschbar sein und mit einem Überzug aus Baumwolle oder einem anderen atmungsaktiven Material. Lesen Sie sich auch Kundenmeinungen zur Qualität und Erfahrungsberichte durch, bevor Sie sich entscheiden.

Der optimale Bettbezug

Was gibt es Gemütlicheres, als ein frisch bezogenes Bett. Bereits die alten Römer verwendeten Tierfelle, um ihre Betten zu überziehen, und die alten Ägypter fertigten aus Flachs Bettlaken an. In unseren Breitengraden kamen die ersten Bezüge erst im 17. Jahrhundert auf, damals wurden sie noch aus Leinen gefertigt. Zunächst waren die Bezüge schnörkellos und weiß oder naturfarben, da sie einen rein praktischen Nutzen zu erfüllen hatten. Heutzutage gibt es Bettwäsche in allen erdenklichen Farben, Mustern und in verschiedenen Materialien.

Wofür braucht man einen Bettbezug?

Zwar ist das Bettenbeziehen oft eine lästige Angelegenheit, doch ohne Bezug geht es nicht. Er verhindert, dass die Decken und Kissen verschmutzen und sich Schweiß und Hautschuppen darin festsetzen. Diese dienen nämlich den Hausstaubmilben als Nahrung. Deshalb ist es wichtig, regelmäßig den Bettbezug und das Laken zu wechseln.

Welche Bettwäsche ist die Beste?

Die besten Bettbezüge sind nach wie vor aus reiner Baumwolle. Dieses natürliche Material sorgt für ein angenehmes Klima, ist atmungsaktiv und saugt Schweiß hervorragend auf. Auch für Allergiker ist Baumwolle häufig die beste Wahl.

Billige Bettbezüge aus Mischgewebe

Mischgewebe mit viel Kunstfaser sind zwar oft sehr günstig, haben aber viele Nachteile. Oft sind diese zu steif, zu kratzig oder fühlen sich an wie Kunststoff. Das Material lässt kaum die Luft zirkulieren und nimmt den Schweiß schlecht auf. Gute Bettwäsche muss aber nicht immer teuer sein, hier gibt es immer wieder reduzierte Ware oder B-Ware.

Mikrofaser

Mikrofaser liegt seit vielen Jahren im Trend, auch bei der Bettwäsche. Zwar handelt es sich dabei um eine Kunstfaser, sie ist jedoch auf eine spezielle Weise verarbeitet. Bettbezüge aus hochwertiger Mikrofaser sind besonders leicht, angenehm auf der Haut und trocknen sehr schnell nach dem Waschen.

Biber-Bettwäsche

Im Winter geht kaum etwas über Biber-Bettwäsche, denn sie wärmt und ist richtig kuschlig. Hergestellt wird diese Winterbettwäsche aus einem dichten Baumwollgewebe, weshalb sie zudem pflegeleicht und strapazierfähig ist.

Bettbezüge für den Sommer

Für die warme Jahreszeit mit heißen Nächten ist Seersucker-Bettwäsche ideal. Dabei handelt es sich ebenfalls um ein Baumwollgewebe, das aber sehr fein und gekreppt ist. Durch diese Raffung des Stoffes kann die Luft besonders gut zirkulieren, was eine bessere Kühlung bewirkt.

Bettbezug aus Satin

Satinbettwäsche kann sehr atmungsaktiv und temperaturregulierend sein und sich angenehm auf der Haut anfühlen, sofern es sich um gute Qualität handelt. Einfacher Satin sieht bestenfalls gut aus, ist aber weder angenehm noch besonders atmungsaktiv. Deshalb sollte man darauf achten, dass es sich bei dem Bettbezug um hochwertigen Baumwollsatin oder Makosatin handelt.

Versuchen Sie es mit separaten Bettdecken

Wer alleine in seinem Bett schläft, kann diesen Tipp getrost überspringen. Anders sieht es auch, wenn Sie als Paar ein gemeinsames Bett nutzen. Häufig wird hierbei auch eine gemeinsame Bettdecke genutzt. Häufig wird auch in Hotels nur eine einzige Decke angeboten. Doch genau diese Tatsache kann zu Störungen während des Schlafs führen. Wenn ein Partner ständig diese Decke für sich im Bett beansprucht, kann dies leicht dazu führen, dass die andere Person dadurch aus dem Schlaf gerissen wird.

Wir einem die Decke entrissen, entsteht möglicherweise eine Bewegung, die beim Schlafen stört. Durch die fehlende Bettdecke kann der Einzelne auch durch kalte Füße aufwachen. Selbst wenn Sie bereits Ihren perfekten Partner gefunden haben, können sich Sie die Schlafgewohnheiten deutlich unterschieden. Hier hilft nur eine zweite Decke und schon ist diese mögliche Ursache für Schlafstörungen aus der Welt geschafft.

Schlafen in heißen Nächten - Tipps und Tricks, die helfen

So schön der Sommer auch ist, er hat einen kleinen Nachteil: Wenn es in den Nächten kaum abkühlt, können viele Menschen schlecht oder gar nicht schlafen. Oft hat sich auch tagsüber so viel Hitze in der Wohnung angestaut, dass in den Nächten die Wohnung einem Backofen gleicht. Am härtesten trifft es dabei Menschen in Dachgeschosswohnungen und Altbauten, hier hilft oft auch eine nachträglich angebrachte Isolierung nichts. Im Gegenteil: Durch zu viel Isolierung gibt es keinen Luftaustausch mehr und es bildet sich Schimmel in der Wohnung.

Tagsüber ist Hitze im Haus gerade noch erträglich (außer, man arbeitet im Homeoffice und benötigt Konzentration), doch sobald man schlafen möchte, wünscht man sich den Winter zurück.

So schlafen Sie auch in heißen Nächten gut

- Durchzug in der Wohnung schaffen. Bringen Sie aber zuvor Fliegengitter vor den Fenstern an, um die Mücken draußen zu halten. Kippen Sie das Schlafzimmerfenster, lassen die Zimmertür weit offen und kippen Sie 1-2 weitere Fenster in der Wohnung, damit ein Durchzug entsteht. Zwar ist es oft so, dass in warmen Sommernächten nicht der kleinste Lufthauch weht, doch kommt zumindest frische Luft in die Wohnung.

- Eine dünne Bettdecke verwenden oder nur den Bettbezug. Manche Menschen können auch ganz ohne Decke schlafen, andere brauchen immer etwas zum Einkuscheln. Verwenden Sie aber nur Bett-wäsche aus Baumwolle. Kunstfasern lassen einen leichter schwitzen, auch Mikrofaserstoffe.

- Nicht kalt duschen vor dem Schlafen! Dadurch schwitzt man noch schneller. Sie können sich aber erst mit kaltem Wasser abkühlen und dann lauwarm weiterduschen.

- Entfernen Sie alle Elektronik aus dem Schlafzimmer bzw. stecken alles aus. Elektrische Geräte (Fernseher, Handy, Radiowecker) erzeugen immer ein Spannungsfeld, brummen leise oder blinken - das alles kann zu Schlafstörungen führen. Außerdem erzeugen die Geräte Wärme (selbst eine Ladestation wird warm).

- Essen Sie 1-2 Stunden vor dem Schlafengehen nichts Schweres und keine warmen Gerichte.

- Trinken Sie abends wenig oder keinen Alkohol, stattdessen Wasser (nicht eiskalt) oder Saftschorle. Auch lauwarmer Kräutertee mit beruhigenden Kräutern ist hilfreich, um in heißen Nächten leichter einzuschlafen. Besonders gut sind z.B.: Baldrian, Lavendel, Melisse, Passionsblume.

- Zitrusfrüchte und Südfrüchte essen: Diese Früchte besitzen die Eigenschaft, den Körper zu kühlen. Aber Vorsicht bei einer empfindlichen Verdauung - essen Sie das Obst nur auf leeren Magen, damit es nachts nicht zu Magenschmerzen oder Blähungen kommt.

Was nicht hilfreich ist

Früher hieß es, feuchte Tücher aufhängen, dadurch würde es kühler im Schlafzimmer. Das ist nicht sinnvoll, denn in heißen Nächten verdunstet die Feuchtigkeit und es herrscht ein Klima wie in der Waschküche. Zu hohe Luftfeuchtigkeit erschwert das Atmen und der Raum fühlt sich noch wärmer an.

- Ventilator im Schlafzimmer: Auch mit einem Ventilator kann und sollte man in heißen Nächsten nicht schlafen. Die starke Zugluft führt leicht zu einer Erkältung und einem verspannten Nacken, außerdem stört das Dauergeräusch des Ventilators.

- Pyjama oder Nachthemd ins Eisfach legen: Im ersten Moment ist es vielleicht erfrischend, ein steifgefrorenes Nachthemd anzuziehen, doch taut es schnell auf und es drohen Erkältung, Blasenentzündung, Nierenbeckenentzündung, etc.

- Eisgekühlte Getränke vor dem Schlafen trinken: Bloß nicht! Bekommt der Körper etwas

Eisgekühltes, will er die Kälte ausgleichen und die Hitze wird gefördert.

- Viel Alkohol am Abend trinken und eiskalt Duschen bewirken ebenfalls das Gegenteil - ihnen wird schneller heiß und Alkohol bei Hitze kann zu körperlichen Problemen führen.

Die Alternative: Mobile Klimaanlagen fürs Schlafzimmer

Die einfachste und effektivste Lösung ist eine mobile Klimaanlage. Vor allem für Dachgeschoss- und andere Wohnungen, die sich sehr stark aufheizen, lohnt sich die Investition. Mobile Klimaanlagen werden einfach aufgestellt und sind (je nach Modell) sofort einsatzbereit. Das Gerät sollte nur möglichst geräuscharm arbeiten und nicht zu viel Strom verbrauchen. Sie können die Klimaanlage auch im Flur aufstellen und die Tür des Schlafzimmers weit offenlassen, falls die Leistung des Gerätes stark genug ist.

Schlafen bei extremer Hitze - das können Sie tun

Bei extremer Hitze können die wenigstens Menschen entspannt einschlafen. Man wälzt sich im Bett, jeder Atemzug ist anstrengend und am liebsten würde man sich in eine kalte Wanne legen. Zwar kühlt es in den Nächten etwas ab, aber Schichtarbeitern, die tagsüber schlafen sollten, um abends fit zu sein, hilft das wenig. Ebenso ist es in einigen südlichen Ländern auch nachts sehr heiß, sodass Schlafen kaum möglich ist.

Schlafen bei extremer Hitze ist oft nur mit einigen Tricks möglich:

- Wer abgehärtet ist, kann vor dem Schlafengehen lauwarm duschen und mit nassen Haaren ins Bett gehen (bitte ein Handtuch auf das Kissen legen). Zwar besteht die Gefahr, sich zu erkälten, doch nur, wenn man anfällig für Erkältungen ist und zusätzlich Zugluft herrscht.

- Vor dem Schlafengehen den Raum kühlen. Sie können mehrere Schalen mit Eiswürfeln im Schlaf-zimmer aufstellen und zusätzlich einen Ventilator einschalten. Dadurch können Sie das Zimmer eventuell ein bisschen abkühlen. Ist das Eis geschmolzen, sollten Sie das Schmelzwasser aber nicht stehen lassen, dass würde die Luftfeuchtigkeit erhöhen. Feuchte Hitze ist noch unerträglicher als trockene Hitze.

- Fenster zu oder auf?

- Tagsüber sollte man bei extremer Hitze die Fenster besser zulassen und die Jalousien oder Fensterläden schließen. Nachts sollten die Fenster dagegen gekippt sein (sofern sich Fliegengitter davor befinden).

- Essen Sie viel frisches Obst oder trinken Orangensaft. Südfrüchte können den Körper etwas kühlen, ebenso Gurken, Radieschen, Minze und Melonen.

- Trinken Sie vor dem Schlafen Getränke, die „handwarm" sind bzw. nicht gekühlt.

- Eine kalte Wärmflasche mit ins Bett nehmen

- Sie können eine Wärmflasche zur Hälfte mit Wasser füllen und für einige Zeit ins Eisfach legen. Leben Sie die Eisflasche aber nicht auf den Bauch, nur auf Arme oder Beine oder einfach neben sich.

- Klimaanlage statt Ventilator: Falls möglich, schaffen Sie sich ein mobiles Klimagerät an. Dadurch lässt sich der Raum kühlen, aber es entsteht keine ungesunde Zugluft. Bei extremer Hitze, die man länger als ein paar Tage ertragen muss, die beste Lösung. Aber: Schalten Sie die Klimaanlage nachts aus! Kühlen Sie stattdessen das Zimmer ein paar Stunden, bevor Sie zu Bett gehen.

Ernährung und ein besserer Schlaf

Natürlich besteht auch ein direkter Zusammenhang zwischen der eigenen Ernährung und dem Schlafverhalten, allerdings ist über dieses Zusammenspiel nur sehr wenig bekannt. Vieles deutet darauf hin, dass der Hormonhaushalt des Menschen maßgeblich den eigenen Schlaf beeinflusst. Doch wissenschaftlich untermauert ist dieser Zusammenhang noch nicht. Zumal auch jeder Mensch unterschiedlich auf bestimmte Nahrungsmittel und Essgewohnheiten reagiert. Somit haben häufig bestimmte Nahrungsmittel auch einen unterschiedlichen Einfluss auf das individuelle Schlafverhalten. Daher kann zum heutigen Zeitpunkt kaum eine konkrete Aussage zum optimalen Essen in Hinblick auf das eigene Schlafverhalten getroffen werden.

Das es dennoch eine direkte Verbindung zwischen Essen und Schlaf gibt, zeigen die vielen Redewendungen und Sprichwörter. Wer kennt nicht die geflügelten Worte wie „ein voller Bauch studiert nicht gern" oder „nach dem Essen sollst Du ruhen". Bekannt ist auch „das Fallen ins Schnitzelkoma". Die verbreitete Meinung geht davon aus, dass ein Großteil der Energie für die notwendige Verdauung aufgebracht werden muss und entsprechend kehrt nach dem Essen die Müdigkeit ein. Doch der menschliche Organismus scheint an dieser Stelle doch deutlich komplexer zu funktionieren.

Das Hormon Orexin und der Schlaf

Wesentlich schlüssiger scheint die Annahme, dass der menschliche Schlafrhythmus maßgeblich von Hormonen beeinflusst wird. Dabei scheinen das Hormon Orexin und die **Aminosäure Tryptophan** eine wichtige Rolle zu spielen. Ob man allerdings mit verschiedenen Nahrungsmitteln darauf aktiv Einfluss nehmen kann, ist wissenschaftlich nicht endgültig bewiesen. Nach neuesten Erkenntnissen hat das **Hormon Orexin**, dass im Hypothalamus gebildet wird, einen direkten Einfluss auf den Schlaf-Wach-Rhythmus des Menschen. Gleichzeitig scheint das Hormon auch einen direkten Einfluss auf Hunger und Sättigung zu haben. Die Produktion des Hormons ist somit abhängig von der Nahrungsaufnahme. Tritt eine Sättigung ein, wird diese auch von Müdigkeit begleitet. Ob es allerdings eine direkte Wechselwirkung mit bestimmten Nahrungsmitteln gibt, darüber ist nur wenig bekannt.

Müde und satt oder wach und hungrig

Doch schon bei dem Urmenschen galt: Wer satt ist, den überkommt die Müdigkeit. Bei Hunger sind die Sinne hell wach. Dies mag tatsächlich in der Evolution des Menschen begründet zu sein, bereits Vorfahren des heutigen Menschen begaben sich erst zur Jagd, wenn sich der Hunger einstellte. Gejagt wurde bei Tageslicht, in der Nacht wurde geschlafen. Doch auch diese Verbindung zwischen Sättigung (Schlaf) und Hunger (Leistung) scheint im Erbgut verankert zu sein, kann aber bis heute nicht eindeutig wissenschaftlich belegt werden.

Bekannt ist allerdings, dass nach der Nahrungsaufnahme der Blutzuckerspiegel im Körper steigt, besonders bei Lebensmitteln, die reich an Kohlenhydraten sind. Das **Hormon Insulin** (wird in der Bauchspeicheldrüse gebildet) wiederum sorgt dafür, dass der menschliche Körper die benötigte Energie aus der Nahrung entziehen kann. In der anschließenden Ruhe- oder Schlafphase werden die wichtigen Inhaltsstoffe im Körper verarbeitet.

Hinweis: Der vermehrte Verzehr von kohlenhydratreichen Nahrungsmitteln (z.B. Süßkartoffeln, Kürbis usw.) regt bekanntlich die Insulinproduktion im Körper an. Dabei fördert das Insulin die Aufnahme von wichtigen Aminosäuren im Körper.

Welche Nahrungsmittel können den Schlaf fördern?

Grundsätzlich gilt natürlich bei der Nahrungsaufnahme, dass die bevorzugten Lebensmittel möglichst leicht verdaulich sein sollen. Also unterstützt eine ausgewogene Ernährung ein gutes Schlafverhalten. Liegt das letzte Essen schwer im Magen, wird ein schnelles Einschlafen kaum möglich sein. Fettreiche Ernährung ist daher eher hinderlich am Abend. Letztendlich sollte allerdings jeder selbst entscheiden, wie die eigene Ernährung mit dem persönlichen Schlafverhalten zusammenhängt. Hier reagiert jeder Mensch anders.

Geht es um leicht verdauliche Nahrungsmittel sind daher eher eiweißhaltige Lebensmittel und Kohlenhydrate zu bevorzugen. Allerdings zeigen erste Studien, dass Eiweiße und Kohlenhydrate eine unterschiedliche Wirkung auf die Produktion von Orexin haben. So scheinen Lebensmittel mit einem sehr hohen Eiweißanteil eher eine anregende Wirkung zu besitzen. Im Vergleich dazu haben kohlenhydrathaltige Nahrungsmittel eher eine hemmende Auswirkung auf das Hormon Orexin. Auch hier gilt: die wissenschaftlichen Erkenntnisse befinden sich noch in den Anfängen.

Die Wirkung der Aminosäure Tryptophan auf den Schlaf

Eine weitere Substanz, die möglicherweise eine wichtige Rolle beim eigenen Schlafverhalten spielt, ist die Aminosäure Tryptophan. Diese ist maßgeblich an der Bildung des Hormons Melatonin beteiligt, das auch als Schlafhormon bekannt ist. Interessant an Tryptophan ist, dass diese Substanz ausschließlich mit der Nahrung aufgenommen wird und vom menschlichen Körper nicht produziert werden kann. Somit stellt sich auch hier die Frage, ob Lebensmittel mit einem hohen Tryptophan-Gehalt nicht einen direkten Einfluss auf den Schlaf haben? Bisher kann die Wissenschaft auch hier keine eindeutige Antwort geben.

Hinweis: Gleichzeitig ist Tryptophan auch ein wichtiger Baustein für das Hormon Serotonin. Dieses wiederum hat einen wichtigen Einfluss auf die eigene Stimmungslage.

Lebensmittel mit Tryptophan

Auch wenn der eindeutige Beweis von der Wissenschaft noch nicht erbracht wurde, gibt es bereits eine Fülle an Nahrungsergänzungsmittel, die einen hohen Tryptophan-Gehalt aufweisen. Dennoch sind Aussagen wie „wer diese Lebensmittel am Abend isst, schläft besser" mit etwas Vorsicht zu genießen. Da es sich durchweg um gesunde Nahrungsmittel handelt, können Sie beim Essen kaum etwas falsch machen.

Trotz der noch fehlenden Beweise haben folgende Nahrungsmittel einen besonders hohen Anteil an Tryptophan und wären für einen guten Schlaf bestens geeignet:

- Bekanntlich weisen alle **Käsesorten** einen sehr hohen Gehalt an Tryptophan auf. Spitzenreiter sind dabei **Emmentaler** und **Parmesan**.

- Wer möglichst viel von der Aminosäure auf den Tisch bekommen möchte, sollte unbedingt **Eierspeisen** auf seinen Speiseplan setzen. Dabei ist es zweitrangig, welche Zubereitung Sie bei Eiern bevorzugen. Zumal auch das Erhitzen auf dem Herd dem Tryptophan keinen Schaden zufügt.

- Wer beim Fernsehen unbedingt einen Snack benötigt, sollte unbedingt zu **Nüssen** greifen. Diese haben nicht nur einen hohen Anteil an Omega-3-Fettsäuren, sondern auch Tryptophan ist in Nüssen stark vertreten. Beste Werte liefern dabei **Walnüsse, Mandeln** und **Cashewkerne**.

- Für das Frühstück sollten Sie dann unbedingt zu **Haferflocken** greifen. Natürlich können Sie diese auch vor dem Schlafengehen genießen. Idealerweise essen Sie ihre Flocken mit **Milch**, denn auch diese besitzt einen hohen Anteil an den wichtigsten Aminosäuren. Zudem erhalten Sie so auch noch das wichtige Kalzium und Eiweiß.

Weitere Lebensmittel-Tipps, die für einen besseren Schlaf sorgen

Natürlich gibt es noch eine ganze Reihe von weiteren Tipps, die unmittelbar mit der eigenen Ernährung zusammenhängen.

Warme Milch mit Honig

Der beliebte Schlummertrunk ist bei Jung und Alt hinlänglich bekannt. So gehört das wirksame Getränk zu den bekannten Hausrezepten, die bereits zu Großmutters Zeiten beliebt war. Auch wenn die heiße Milch in vielen Haushalten eher ein überlieferter Brauch ist, steckt dahinter doch eine gewisse Wahrheit. So wird der warmen Milch mit Honig eine besondere Wirkung beim Einschlafen nachgesagt. Möglicherweise kann dies an dem hohen Anteil der Aminosäure Tryptophan liegen, die zweifelsohne in der Milch (von der Kuh) enthalten ist. Immerhin wird die Aminosäure im Gehirn in das Schlafhormon Melatonin verwandelt.

Der enthaltene Fruchtzucker aus dem Honig kann das bessere Einschlafen sogar noch beschleunigen. Dazu muss zunächst die Milch in einem Kochtopf leicht erwärmt werden. Anschließend wird einfach der Honig dazugegeben. Idealerweise gelingt dies durch das Einrühren mit Hilfe eines Löffels.

Hinweis: Achten Sie dabei darauf, dass die Milch nicht wärmer als 40 Grad ist, wenn der Honig dazugegeben wird. Ab dieser Temperaturgrenze verliert Honig viele wichtige Inhaltsstoffe. Beispielsweise werden bei einer höheren Temperatur für die Gesundheit förderliche Enzyme zerstört. Daher sollten Sie auch nie ihre warme Milch in der Mikrowelle erhitzen. Hier kann die Temperatur der Milch kaum überprüft werden.

Powernapping - das gesunde Mittagsschläfchen

Powernapping hört sich zunächst nach einem neuen Trend an, ist aber nichts anderes als das gute alte Nickerchen. Früher gehörte es für die meisten zur täglichen Routine, mittags oder am frühen Nachmittag ein kurzes Schläfchen einzulegen. Das ist in unserer Leistungsgesellschaft für etliche Jahre in Vergessenheit geraten, es war geradezu verpönt, sich tagsüber hinzulegen und einfach zu schlafen.

Dabei ist ein kurzes Schläfchen tagsüber eine Wohltat für den Körper, die Leistungsfähigkeit und das emotionale Gleichgewicht. Seit einiger Zeit wurden diese positiven Effekte neu entdeckt und der Mittagsschlaf in „Powernapping" umbenannt. Das klingt modern, trendig, da will man doch mitmachen. Und das ist auch richtig!

Powernapping - die positiven Effekte

Ein Schläfchen tagsüber kann wahre Wunder bewirken. Der ganze Körper und der Verstand werden für kurze Zeit „heruntergefahren" und können sich ausruhen. Nach einem Powernapping zeigen sich viele positive Effekte:

- Höhere Konzentration
- Mehr Leistungsfähigkeit

- Man fühlt sich ausgeruht und dadurch weniger gestresst

- Die Stimmung hellt sich auf

- Das Herz bleibt gesund (geringeres Infarktrisiko)

- Verbessertes Kurzzeitgedächtnis

- Erschöpfungszustände können verhindert werden

- Die Figur freut sich, denn der Appetit auf Fettes und Süßes verringert sich

Wann und wie sollte man ein Powernapping einlegen?

- Die beste Zeit ist mittags und am frühen Nachmittag, also zwischen 13 und 14 Uhr. Zu dieser Zeit ist die Leistungskurve am niedrigsten, was viele Menschen sicher bestätigen können - sie sind dann besonders müde, unkonzentriert und erschöpft.

- Ein Powernapping sollte nicht zu lange dauern, empfohlen sind 20 - 30 Minuten. Aber Vorsicht: Wenn man zu gut schläft und somit in Tiefschlaf fällt, ist man nach dem Aufwachen oft übermüdet, gereizt und in einem regelrechten Dämmerzustand. Auch fällt der Blutdruck ab, sodass der Kreislauf erst in Schwung gebracht werden muss. Auch ist ein zu langer Schlaf am Nachmittag wie eine komplette Schlafphase und es kann sein, dass Sie dann nachts zu wenig Schlafen. Also lieber kurz schlafen und den Wecker stellen.

- Sie können das Schläfchen auf der Couch, im Sessel, im Garten (im Schatten) auf der Liege oder sogar am Schreibtisch machen, sofern ihr Kopf bequem liegt. Wenn das Nickerchen während der Pause erfolgt, dürfte ihr Chef/Chefin nichts dagegen haben. Erklären Sie zur Sicherheit ihren Vorgesetzten die Vorteile eines Powernappings, vielleicht dürfen Sie dann auch eine Liege im Büro aufklappen.

- Vor dem Schläfchen können Sie auch eine Tasse Kaffee trinken, da der Kaffee nicht sofort wirkt.

Schnell einschlafen - wie geht das?

Ein Problem könnte sein, dass nicht jeder auf Kommando einschlafen kann. Oft wälzt man sich stundenlang im Bett, bis man endlich wegdämmert. Wie also soll man in der Mittagspause ein Schläfchen hinbekommen? Man kann das Einschlafen trainieren. Entspannungsmethoden können hier hilfreich sein, ebenso Atem- und Suggestionstechniken. Schließen Sie beispielsweise die Augen, sobald sie sich in einer bequemen Position befinden, sorgen Sie für ausreichend frische Luft und nehmen ein paar sehr tiefe Atemzüge (langsam in den Bauch ein- und ausatmen). Sagen Sie sich selbst: Ich bin vollkommen entspannt. Ich lasse los und erlaube mir, zu entspannen. Ich darf jetzt schlafen.

Klingt simpel, ist es auch. Nach einiger Zeit gewöhnt sich ihr Körper daran, zu einer bestimmten Zeit zu schlafen, und es wird ihnen immer leichter fallen, ein Powernapping einzulegen.

Coffein-Nap – der kurze Schlaf mit Kaffee

Der effektive Kurzschlaf während des Tages, dass **Powernapping**, ist hinlänglich bekannt. Es gibt aber noch eine Steigerung, die für noch mehr mentale Fitness führt. Die Rede vom sogenannten Coffein-Nap (auch Kaffeenapping). Es handelt sich dabei um den bekannten **Kurzschlaf** in Kombination mit einem Kaffee.

Was auf den ersten Blick etwas widersprüchlich klingt, ist durchaus sinnvoll. Zunächst wird der jeweilige Kaffee getrunken und anschließend wird die gewünschte Schlafpause eingelegt. Diese sollte nicht länger als 20 Minuten dauern. Anschließend setzt dann die Wirkung des Coffeins ein. Man ist damit ausgeruht und bekommt sofort den Kick von der einsetzenden Wirkung des Kaffees.

Diese neuartige **Erholungstechnik** funktioniert natürlich auch mit einem anregenden Tee. Grundsätzlich sollte jemand nur ein Coffein-Nap versuchen, der auch tatsächlich sehr schnell in den Schlaf findet. Zudem sollte man immer einen Wecker zur Hand haben, um rechtzeitig aufzuwachen.

Heilpflanzen - Pflanzliche Schlafmittel und Tees

Einen unruhigen Schlaf oder Probleme, abends einzuschlafen, dürfte fast jeder von uns schon ein- oder mehrmals erlebt haben. Entweder klappt es mit dem Einschlafen erst nach Stunden, oder man wacht nachts auf und ist am nächsten Tag müde und kraftlos. Wenn so etwas häufig oder regelmäßig vorkommt, kann das auf die Dauer ungesund werden und eine emotionale Belastung. Der Griff zu chemischen Schlaftabletten ist aber nicht unbedingt empfehlenswert, denn diese sind oft zu stark (und somit nicht ungefährlich), haben unerwünschte Nebenwirkungen und machen nicht selten abhängig. Selbst Tabletten mit Melatonin als Wirkstoff sind nur für eine kurzzeitige Einnahme empfohlen. Die gesündere und schonendere Alternative sind pflanzliche Schlafmittel und Kräutertees.

„Gegen jede Krankheit ist ein Kraut gewachsen", sagte einst Sebastian Kneipp. Im Falle von Schlafstörungen könnte man sagen: Für jedes Problem ist ein Kraut gewachsen. Denn tatsächlich gibt es viele Heilpflanzen, die für einen besseren Schlaf und mehr innere Ruhe sorgen können.

Kräuter und Heilpflanzen für guten Schlaf

Folgende Pflanzen können - als Tees oder Präparate - als pflanzliche Schlafmittel eingesetzt werden:

- Lavendel

- Passionsblume

- Melisse

- Kamille

- Johanniskraut

- Kava-Kava (nicht bei Lebererkrankungen empfohlen)

- Indische Schlangenwurzel (nur nach Absprache mit einem Mediziner/Heilpraktiker nehmen)

- Baldrian

- Eisenkraut

Die einzelnen Pflanzen wirken ähnlich, sind aber unterschiedlich stark in ihrer Wirkung. Die meisten wirken beruhigend auf das Nervensystem, einige können zusätzlich den Blutdruck etwas absenken, manche sind nur mit Vorsicht zu genießen und nicht für jeden geeignet. Lesen Sie bitte dazu die Beschreibungen der jeweiligen Pflanzen, bevor Sie sich für eine oder eine Kombination entscheiden.

Vorsicht bei Schwangerschaft und Stillzeit

Einige dieser Heilpflanzen sind für Schwangere nur in geringer Menge oder gar nicht geeignet, da sie vorzeitige Wehen auslösen können.

Ungeeignet während der Schwangerschaft sind daher folgende Heilmittel:

- Passionsblume

- Eisenkraut

- Indische Schlangenwurzel

- Kava-Kava

Vorsicht bei niedrigem Blutdruck

Ein niedriger Blutdruck gilt als gesund, sofern er nicht zu niedrig ist oder zu stark abfällt. Wer eher niedrigen Blutdruck hat oder Blutdrucksenker einnimmt, sollte folgende Pflanzen bzw. deren Extrakte nicht einnehmen oder nur mit Bedacht:

- Baldrian

- Johanniskraut

- Passionsblume

- Indische Schlangenwurzel

Kapseln, Tropfen oder Tees

Für einen besseren Schlaf und mehr innere Ruhe können Sie aus den meisten der oben genannten Kräuter und

Wurzeln einen Teeaufguss zubereiten, oder Sie besorgen sich die Pflanzenextrakte in Form von Kapseln, Tabletten, Tropfen, etc. Die Wirkung von solchen Präparaten ist oftmals stärker als die eines Aufgusses. Lesen Sie aber bitte immer Anwendungshinweise und Angaben zur Dosierung und möglichen unerwünschten Wirkungen genau durch.

Am Anfang ist es oft sicherer, erstmal einen Tee zuzubereiten, um festzustellen, wie gut man die Kräuter verträgt und wie schnell man eine Wirkung verspürt. Manchmal genügt schon eine Tasse Lavendeltee, um müde zu werden und einzuschlafen, in anderen Fällen (bei stärkeren Schlafstörungen und Tendenz zu erhöhtem Blutdruck) wirkt eine Mischung mit Baldrian, Hopfen und Passionsblume besser.

Pflanzliche Schlafmittel - ob Tees oder Extrakte - wirken nicht immer am ersten Tag. Manchmal kann es bis zu mehreren Wochen dauern, bis es mit dem Ein- und Durchschlafen besser klappt. Das ist bei jedem unterschiedlich, da nicht jeder Mensch gleich ist und es auch auf die Gesamtkonstitution ankommt. Auf jeden Fall sind sie eine gesunde und natürliche Alternative zu chemischen Mitteln.

Licht – so wird der eigene Schlaf beeinflusst

Beim Schlafen spielt das Licht eine wichtige Rolle. Richtig eingesetzt kann Licht das Einschlafen fördern und das Aufwachen angenehm gestalten. Wer allerdings Licht nicht korrekt einsetzt, kann damit den eigenen Schlafrhythmus empfindlich stören.

Der Rhythmus beim schlafenden und wachen Zustand hat sich beim Menschen über Jahrtausende hinweg entwickelt. Dieser wird in erster Linie durch das Tageslicht beeinflusst. Dabei spielt das Hormon **Melatonin** im menschlichen Organismus eine zentrale Rolle. Damit wir ausreichend schlafen, benötigt der Körper das Schlafhormon Melatonin. Es steuert den Tag-Nacht-Rhythmus des Menschen, der auch als **zirkadianen Rhythmus** bezeichnet wird.

Tag-Nacht-Rhythmus

Dieser zirkadiane Rhythmus ist die Fähigkeit des Körpers, alle physiologischen Vorgängen anhand des Tagesablaufes (24 Stunden) zu synchronisieren. Somit wird darüber auch der Schlaf und andere lebensnotwendigen Funktionen gesteuert. Der Zyklus wird weitgehend von der Tageslänge bestimmt und muss entsprechend permanent angepasst werden. In früheren Zeiten war dabei ausschließlich das Tageslicht bzw. die Dunkelheit dafür zuständig. Heute wird dieser Ablauf häufig durch äußere Einflüsse, beispielsweise durch eine steigende **Lichtverschmutzung** oder ein **Jetlag**, maßgeblich gestört. Dies wiederum kann zu Schlafstörungen führen.

Dabei steuert maßgeblich das Hormon Melatonin diesen Rhythmus. Es wird bei einsetzender Dunkelheit verstärkt in der **Zirbeldrüse** produziert. Im Darm und in der Netzhaut der Augen werden ebenfalls minimale Mengen gebildet. Die Konzentration von Melatonin im Körper steigt im Laufe der Nacht und erreicht gegen drei Uhr morgens den höchsten Wert. In den Morgenstunden wird die Produktion von Melatonin durch das einsetzende Licht gehemmt.

Hinweis: Die Konzentration von Melatonin im menschlichen Körper ist dabei abhängig vom Alter. Junge Leute weisen in der Spitze bis zu einer zwölffachen Konzentration. Hingegen steigt bei älteren Menschen die Konzentration im Körper nur noch im geringen Maße. Eine Ausnahme bilden dabei kleine Kinder. Sie haben bis zum Vorschulalter keine starken Schwankungen des Melatonin-Spiegels zu verzeichnen, damit sie auch bei Tageslicht problemlos schlafen können.

Melatonin und Serotonin

An der Bildung von Melatonin ist zudem auch **Serotonin** (Glückshormon) beteiligt. Es lässt uns tagsüber wach sein, bei Dunkelheit wird es umgewandelt zu Melatonin. Außerdem reguliert Melatonin den Blutdruck, entspannt die Gefäße und ist an weiteren erholsamen Vorgängen im

Körper beteiligt. Bei Tageslicht verringert sich die Produktion, damit wir nicht ständig unter Müdigkeit leiden.

Längst hat auch die Industrie das Schlafhormon Melatonin für sich entdeckt. Entsprechend wird es bereits vielen Nahrungsergänzungsmitteln beigemengt, um mögliche Schlafstörungen zu beheben. Zudem wird dem Hormon auch eine positive Einflussnahme auf den Alterungsprozess von Zellen nachgesagt. Allerdings ist die Wirkung von Melatonin bis zum heutigen Zeitpunkt kaum erforscht. Auch mögliche Nebenwirkungen durch das Zuführen des Hormons über die Nahrung sind nicht wissenschaftlich belegt. Entsprechend ist in Deutschland das Hormon ausschließlich verschreibungspflichtigen Schlafmitteln erlaubt.

Lichtverschmutzung führt zu Schlafstörungen

Vor über 150 Jahren kannten die Menschen noch nicht den Begriff der Lichtverschmutzung. Entsprechend waren Schlafstörungen eher die Ausnahme. Den Ausgangspunkt des heutigen Überangebots an Licht machte dabei die Erfindung der **Glühbirne**. Damit war erstmals der Mensch in der Lage, Licht in die natürliche Dunkelheit zu bringen. Dabei versteht man heute unter dem Begriff der **Lichtverschmutzung** oder des **Licht-Smogs** die permanente Verfügbarkeit von Licht an jedem Ort und zu jeder Tageszeit. Dabei sind besonders in den Großstädten die Menschen durch Straßenbeleuchtungen, permanenter Lichtreklame und durch die durchgängige Beleuchtung von Gebäuden davon betroffen.

Dieses künstliche Licht hat somit einen entscheidenden Einfluss auf den Schlafrhythmus der betroffenen Menschen. Langzeituntersuchungen zeigen deutlich auf, dass der Mensch in der heutigen Zeit deutlich weniger schläft als noch vor rund 100 Jahren. Diese Lichtverschmutzung verzögert die normale Produktion des Melatonins und verkürzt damit indirekt die Zeit zum Schlafen. Dabei ist der Mensch von seiner **Anatomie** nicht in der Lage sich vor dem künstlichen Licht zu schützen. Die Folge ist: **die innere Uhr** des Einzelnen kommt immer stärker durcheinander.

Künstliches Licht beeinflusst den Schlaf

Wer vor dem Schlafengehen nochmals zum Handy greift oder auf dem Tablet noch schnell die aktuelle Folge seiner Lieblingsserie schaut, kann durch das helle LED-Licht des betreffenden Displays den eigenen Schlafrhythmus empfindlich stören. Mögliche Abhilfe leisten spezielle Blaufilter für das Display.

Bei vielen Menschen ist der Griff nach dem Smartphone die letzte Handlung vor dem Einschlafen. Ein Blick auf Facebook, WhatsApp oder Instagram oder ein schnelles Video unter Youtube. Oder es wird noch eine kurze Serie auf einem der bekannten Streaming-Kanäle geschaut. Die logische Folge: Die Müdigkeit ist verflogen und man plötzlich wieder wach. Viele Untersuchungen gehen davon aus, dass dafür das blaustichige Licht des Displays verantwortlich ist. Einige Wissenschaftler gehen sogar davon aus, dass dieses blaustichige Licht für die Netzhaut auf Dauer schädlich ist.

Warum ist das Licht bei mobilen Geräten überhaupt blau?

Im Vergleich zu einem hochauflösenden Fernseher oder einem Monitor für den Desktop kommt es bei einem Display von einem mobilen Gerät nicht unbedingt auf die farbechte Widergabe an. Hier ist es eher wichtig, dass das

Display möglichst eine möglichst helle und farbintensive Widergabe garantiert. Unabhängig von der verwendeten Technik, LCD oder OLED, erzeugen die modernen Displays die gewünschte Darstellung von einem hellen Weiß durch eine Mischung aller Grundfarben (Primärfarben) Blau, Grün und Rot. Dabei setzen fast alle Hersteller von Displays auf eine blaustichige Wiedergabe, die eine kühle und helle Darstellung vermittelt.

Kann blaues Licht das Einschlafen beeinflusst?

Noch gibt es keine umfassend gesicherten Erkenntnisse über den Einfluss von blauem Licht auf den Menschen. Fakt ist: Das menschliche Gehirn produziert den gesamten Tag über das Schlafhormon Melatonin in der Zirbeldrüse (Epiphyse). Diese befindet sich auf der Rückseite des Mittelhirns. Bei Dunkelheit steigt dabei die Produktion des Melatonins deutlich an. Nachweislich konnte bei Menschen mit einem festen Schlafrhythmus festgestellt werden, dass bereits einige Stunden vor der Bettruhe die Melatoninproduktion ihr Maximum erreicht.

Technischer Exkurs: Grundsätzlich ist Licht eine Form der elektromagnetischen Strahlung, deren Wellenlänge in Nanometer gemessen wird. Das sichtbare Spektrum umfasst dabei einem Bereich von ca. 380 bis 750 Nanometer (nm). Die verschiedenen Farben unterscheiden sich entsprechend in der jeweiligen Wellenlänge. Blaues Licht ist eher kurzwellig und besitzt eine Wellenlänge um die 450 Nanometer. Im Vergleich dazu ist rotes Licht eher langwellig mit einer Wellenlänge von 700 Nanometer.

Untersuchungen haben nun ergeben, dass besonders kurzwelliges Licht (Blau) die Melatoninproduktion nachhaltig reduziert. Langwelliges Licht (Rot) hat hingegen keinen Einfluss auf die Produktion von Melatonin im Gehirn. Dringt somit das Licht eines taghellen Displays durch das Auge auf die Netzhaut, wird die Erzeugung des Schlafhormons gedrosselt. Die betreffende Person hat Mühe einzuschlafen.

Wer somit seinen Schlafrhythmus nicht stören will, sollte bereits vor der geplanten Schlafenszeit ein hellbeleuchtetes Display meiden. Alternativ lässt sich heute bei fast jedem Gerät mit Display der Blauanteil des Displays reduzieren.

Binge-Watching raubt den Schlaf

Früher zog sich die Lieblingsserie im Fernsehen über Wochen hinweg. Jede Woche gab es nur die eine Folge, die meist nur über 30 bis 40 Minuten lief. Am Ende gab es wieder den üblichen Cliffhanger bis zur nächsten Episode. Mit dem Einzug des Streamings hat sich das Verhalten der Zuschauer völlig verändert. Der neue Trend heißt Binge-Watching oder Binge-Racing. Hierbei wird eine neue Staffel der Lieblingsserie vollständig und möglichst ohne Pause geschaut.

Binge-Watching: Zu wenig Zeit für den eigenen Schlaf

Erst durch die permanente Verfügbarkeit von ganzen Staffeln einzelner Fernsehserien ist es überhaupt technisch möglich, mehrere Episoden ohne Unterbrechung zu schauen. Haben vor einigen Jahren die Zuschauer noch eine neue Staffel teilweise über Monate hinweg gesehen, wird dies heute innerhalb weniger Stunden erledigt. Sogenannte Binge-Racer oder **Binge-Watcher** treffen sich dazu in der Gruppe und schauen sich idealerweise gleich eine vollständige Staffel in einem Stück an. Dabei geht es darum, gleich nach der Veröffentlichung die aktuellen Folgen möglich rasch zu schauen. So hat der betreffende Binge-Zuschauer einen Informationsvorsprung gegenüber anderen Zuschauern.

Diese Information wird dann entsprechend über die sozialen Medien gepostet.

Auch Binge-Watcher brauchen Schlaf

Grundsätzlich kostet diese Form von Fernsehen natürlich viel Zeit. Geht man davon aus, dass eine normale Staffel zwischen 10 bis 22 Episoden umfasst und jede einzelne Folge zwischen 30 und 60 Minuten lang ist, ist hier eine gewisse Ausdauer erforderlich. Im Extremfall wird alle für eine Staffel ein vollständiger Tag benötigt.

Beschränkt man sich beim Sehen nur auf eine Staffel einer Serie und wird das Binge-Watching nur in Ausnahmefällen absolviert, stellt dies kein Problem dar. In aller Regel muss dann der fehlende Schlaf am nächsten Tag nachgeholt werden. Da es allerdings bei den verschiedenen Streaminganbietern unzählige Serien und Staffel gibt, kann das ausgeprägte Binge-Watching längerfristig zu einem akuten Schlafmangel führen. In diesem Fall schadet das dauerhafte Schauen von Serien der Gesundheit.

Unser Tipp: Beschränken Sie sich nur auf wenige Episoden einer neuen Staffel. Wer regelmäßig ganze Staffeln sieht, stört damit nachhaltig sein Schlafverhalten. Sie sollten daher unbedingt auf ihren gewohnten Schlafrhythmus achten.

Technische Hilfsmittel für einen besseren Schlaf

Erfreulicherweise gibt es eine ganze Reihe von technischen Hilfsmitteln, die den eigenen Schlaf unterstützen, Störungen ausschließen oder das Einschlafen und Erwachen angenehm gestalten. Erste Befragungen haben allerdings ergeben, dass nur wenige Menschen diese technischen Hilfsmittel kennen oder diese sogar nutzen. Dies gilt auch betroffene Menschen, die bereits mit Schlafstörungen zu kämpfen haben.

So sind spezielle Schlaf-Apps, Fitnesstracker mit integrierter Schlafanalyse oder Lichtwecker nur wenig bekannt. Gleiches gilt auch für Schlaftagebücher.

Weitere Informationen finden Sie unter Schlaftracking.de

Schlaftracking - Verbessern Sie Ihren Schlaf durch einen Schlaftracker

Können Sie eine konkrete Aussage über die Qualität Ihres Schlafes treffen? Oder fühlen Sie sich am Morgen einfach nur wie gerädert? Dies kann durchaus daran liegen, wie Sie die letzte Nacht geschlafen haben. Möglicherweise lagen Sie längere Zeit einfach nur wach im Bett oder Sie haben überhaupt nicht die erholsame Tiefschlafphase erreicht. Einen ersten Anhaltspunkt kann das Aufzeichnen des Schlafverlaufs durch einen Schlaftracker geben.

Die besten Tipps und Tricks beim Schlaftracking

Schlaftracking: Wer regelmäßig einen Schlaftracker einsetzt, sollte grundsätzlich auf einige Dinge achten. Dabei geht es in erster Linie darum, zuverlässige Werte über den eigenen Schlaf zu erhalten. Mit einigen Tricks lassen sich diverse Ungenauigkeiten vermeiden und das Ergebnis deutlich verbessern. Schließlich sollte es das Ziel sein, anhand der erfassten Daten seinen eigenen Schlaf zu optimieren.

Schauen Sie sich verschiedene Schlaftracking-Lösungen an

Jeder Mensch besitzt unterschiedliche Vorlieben, wenn es um sein **Wohlbefinden beim Schlaf** geht. Dazu gehört auch der passende Schlaftracker. Aktuell existieren unterschiedliche Lösungen am Markt, um die eigenen Schlafgewohnheiten aufzuzeichnen. Doch nicht jeder Anwender kann sich sofort mit jeder Lösung anfreunden. Daher sollten Sie zu Beginn ihrer Aufzeichnungen unterschiedliche Schlaftracker ausprobieren. Wichtig dabei ist: ein Schlaftracker darf nicht den Schlaf stören. Er soll möglichst unbemerkt die gewünschten Werte tracken.

Ein sicherer Sitz garantiert optimale Werte

Die meisten Anwender nutzen einen Schlaftracker, der direkt am Körper getragen wird. In erster Linie geht es dabei um Schlaftracker oder Smartwatches, die sich im Schlaf **am Handgelenk**befinden. Hierbei ist es wichtig, dass das Gerät fest und sicher am Arm sitzt. Nur dann kann der Tracker vernünftige Werte in der Schlafphase ermitteln. Ein zu loses Armband kann dazu führen, dass die Daten nicht korrekt erhoben werden. Die enthaltenen Sensoren können nicht permanent die gewünschten Daten erfassen.

Vergleichen Sie die Daten

Fast jeder am Markt verfügbare Schlaftracker kann nur zu einem gewissen Punkt genaue Daten liefern. Im Zweifelsfall nutzen Sie **gleichzeitig zwei Tracker**, damit Sie die Daten direkt miteinander vergleichen können. So stellen Sie schneller fest, welcher Schlaftracker zu Ihnen passt.

Referenzdaten von einem Schlaflabor nutzen

Zweifelsohne bietet ein professionelles Schlaflabor mit Abstand die besten Daten, wenn es um das Erfassen der persönlichen Schlafwerte geht. Wer zwingend seinen persönlichen Tracker testen will, kann dazu die **Referenzdaten** von einem Schlaflabor nutzen. Natürlich müssen Sie dafür selbst einen Besuch in einem Labor absolvieren. Bei diesem Versuch sollten Sie dann auch ihren eigenen Schlaftracker einsetzen. Anschließend können Sie sehr genau die ermittelten Daten miteinander vergleichen.

Automatisches Erfassen des Schlafbeginns nicht immer genau

Viele Schlaftracker weisen als Qualitätsmerkmal aus, dass sie den Schlafbeginn automatisch erfassen. Der Anwender muss dazu keine separate Funktion auslösen. Dies ist natürlich eine sehr nette Funktionalität, allerdings führt sie in aller Regel zu einer gewissen Ungenauigkeit. Zudem messen fast alle Schlaftracker dazu die Bewegungen der einzelnen Person. Bei fast allen Lösungen gibt es dennoch die Chance, dass man den eigentlichen **Schlafbeginn manuell bestätigt**. Wenn Sie sich also zur Bettruhe begeben, dann starten Sie einfach das Tracking per Hand. So haben Sie die Gewissheit, dass die Aufzeichnung korrekt startet.

Manuelles Justieren der Werte

In einigen Fällen versagt ein Schlaftracker doch die gewünschte Aufzeichnung. In diesem Fall bieten die meisten Apps, die die ermittelten Daten auswerten, eine **nachträgliche Editierfunktion**. Damit kann der Anwender nachträglich die ermittelten Werte verändern bzw. korrigieren. Dies ist sicherlich eine Möglichkeit, die erfassten Daten zu komplettieren. Allerdings sollten Sie diese Möglichkeit nur selten nutzen. Auf jeden Fall sollten Sie es vermeiden, mit Hilfe dieser Funktion die tatsächlichen Werte zu optimieren. Schließlich betrügen Sie sich selbst mit diesem Eingriff in die erfassten Daten.

DoDow – die smarte Einschlafhilfe

Das beste Schlaftrecking hilft nicht weiter, wenn viele Menschen überhaupt nicht in den Schlaf finden. Trotz großer Müdigkeit stellt sich der wohlverdiente Schlaf nicht ein. Zu viele Gedanken geistern noch im Kopf herum. Die Folge ist: man liegt stundenlang wach im Bett. Meist helfen bekannte Hausmittel auch nicht weiter und Schlaftabletten sind ein eher ungesunder Weg, um den wichtigen Schlaf zu finden. Nun kommt ein einfaches und doch geniales Gadget, dass ein schnelleres Einschlafen ermöglichen soll. Wir haben das interessante Produkt DoDow unter die Lupe genommen.

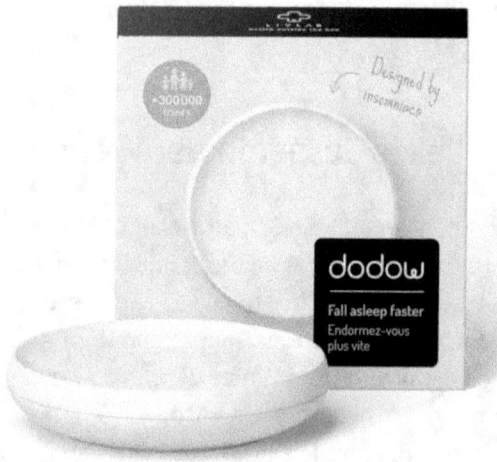

Abb.: Dodow - Licht-Metronom (Quelle: Dodow)

Einschlafhilfe: Ein digitales „ Schäfchen zählen"

Es handelt sich dabei um ein Gadget, dass ein französisches Startup-Unternehmen entwickelt hat und bei Amazon unter dem Launchpad angeboten wird. Es verspricht das problemlose Einschlafen und soll zusätzlich für einen erholsamen Schlaf sorgen. Dabei handelt es sich nicht um ein technisches Wunder, sondern DoDow dient als Instrument, die eigene Atmung vor dem Einschlafen zu steuern.

Nach dem Auspacken entpuppt sich DoDow als Gadget in der Größe eines Tellers. Dabei ist die Verpackung äußerst gut gelungen. Idealerweise wird das Gerät im abgedunkelten Schlafzimmer auf dem Nachttisch platziert. Über einen Touchscreen schaltet man das Gerät ein. Anschließend projizieren mehrere LEDs ein blaues, schwaches Licht an die Zimmerdecke. Der kleine Lichtkegel beginnt langsam zu pulsieren und wird zunehmend größer. Hat der Lichtkegel seine maximale Größe erreicht, erlischt das blaue Licht. Anschließend beginnt dieser Vorgang erneut. Der Nutzer hat die Wahl, dieses Lichtspiel auf eine Dauer von acht oder 20 Minuten zu begrenzen. Anschließend schaltet DoDow selbstständig ab. Wer das Gerät umgehend abschalten will, kann dies durch eine Berührung des Touchscreens während des Betriebes erreichten.

Besser einschlafen durch Reduzierung der Atmung

Die eigentliche Idee, die hinter DoDow steckt, ist die Anpassung der eigenen Atmung an den Rhythmus des Lichtes. Das Licht beginnt zunächst mit einem Rhythmus von knapp 11 Atemzügen in der Minute. Der Nutzer konzentriert sich auf das Licht und soll gleichzeitig seine Atmung an DoDow anpassen. Das Gerät beginnt nun das pulsierende Licht auf sechs Atemzüge zu reduzieren. So soll der eigene Körper Schritt für Schritt in einen reduzierten Stoffwechsel versetzt werden. Das Konzentrieren auf das blaue Licht soll zudem die störenden Gedanken vertreiben, die das Einschlafen verhindern.

Im konkreten Versuch ist das Gadget ein witziges Instrument, endlich im Bett seine Ruhe zu finden. Natürlich kann der gleiche Effekt auch durch gezielte Atemübungen oder durch autogenes Training erzielt werden. Wer jedoch diese klassischen Übungen nicht beherrscht, bekommt mit DoDow ein Gerät an die Hand, mit dessen Hilfe man gezielt seinen Körper in einen Ruhemodus versetzen kann. Daher ist DoDow auch bestens dafür geeignet, in einem hektischen Moment etwas Ruhe zu finden.

DoDow – digitale Einschlafhilfe

Das Gadget ist für rund 50 Euro zu haben. Bei einzelnen Aktionen ist der Preis bei Amazon auch deutlich reduziert. Das Gerät ist gut verarbeitet und ist sein Geld wert, sofern es bei dem einzelnen Anwender auch hilft. Dies sollte jeder für sich selbst entdecken. Dennoch ist der Ansatz hinter DoDow durchaus interessant. Zumal das Gerät ein wirkungsvolles Instrument darstellt, um die eigene Atmung zu steuern. Über diesen Weg findet man deutlich schneller in den Schlaf.

Bose Sleepbuds – Besser schlafen mit Noise Masking

Wer mit dem Einschlafen große Mühe hat oder wer immer wieder durch das kleinste Geräusch in der Nacht aufwacht, sollte einmal eine neue Technik probieren. Dazu hat die Firma Bose unter der Bezeichnung Noise-masking Sleepbuds einen speziellen Ohreneinsatz entwickelt. Dabei verspricht der Hersteller einen deutlich ruhigeren Schlaf.

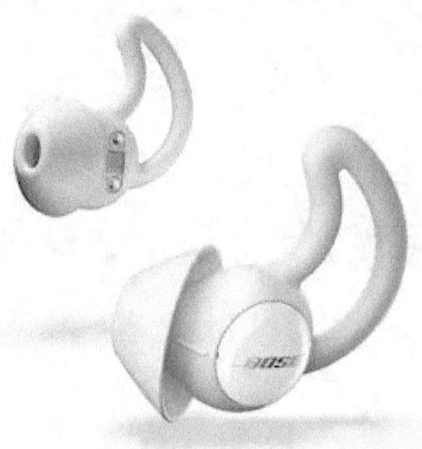

Abb.: Bose Sleepbuds (Quelle: Bose)

Dabei ist die neue Technik Noise Masking nicht mit der bereits bekannten Technik Active Noise Cancelling (ANC) von Bose zu verwechseln. Bei den Sleepbuds handelt es sich nicht um eine aktive Geräuschunterdrückung, bei der die vorhandenen Umgebungsgeräusche mit Gegenschall deutlich reduziert werden. Vielmehr wird beim Noise Masking oder Sound Masking eine angenehme Geräuschkulisse eingespielt, die von störenden Geräuschen ablenken soll.

Somit handelt es sich hierbei um einen völlig neuen technischen Ansatz. Beim Gegenschall sollen bestimmte Frequenzen eliminiert werden, die über ein Mikrofon aufgenommen werden. Im Idealfall ist nichts mehr zu hören. Somit können spezielle ANS-Kopfhörer durchaus für Ruhe sorgen. Allerdings sind die geschlossenen Kopfhörer nur bedingt zum Schlafen geeignet. Hier scheint die Noise Masking Technik die bessere Alternative zu sein. Zumal Bose mit den Sleepbuds nur kleine Klips für die Ohren bieten, die beim Schlafen nicht stören.

Wie funktioniert Noise Masking?

Die Technik versucht vorhandene Störgeräusche mit speziellen Einspielungen zu überlagern. Der Fachmann spricht dabei auch von einer Tonmaskierung. So können beispielsweise tiefe Töne vorhandene mittlere Töne entsprechend maskieren. Das menschliche Ohr nimmt diese Töne dann nicht mehr wahr, was eine Besonderheit des menschlichen Hörens darstellt. Diese Eigenschaft macht sich auch das Noise Masking zu Nutze.

Sind die Sleepbuds wirklich für einen besseren Schlaf geeignet?

Wer nicht permanent beide Sleepbuds tragen möchte, kann sich auch mit einem Gerät im Ohr begnügen. Im Gegensatz zu einem klassischen Kopfhörer funktioniert die Sleepbuds auch einzeln. Dies ist teilweise für Seitenschläfer sehr hilfreich. Sollte tatsächlich die Technik einmal ausfallen oder das Aufladen des Akkus nicht korrekt funktionieren, dass melden sich die Sleepbuds bei dem Nutzer. Dies kann im Zweifelsfall auch in der Nacht sein. Dies kann natürlich während des Schlafs störend sein, allerdings so verpasst man zumindest nicht den eingestellten Wecker.

Grundsätzlich sollte man den Sound nicht zu laut einstellen, damit man wichtige Dinge dennoch wahrnimmt. So sollte man trotzdem Hilferufe, das Kind aus dem Kinderzimmer oder den Rauchmelder hören. Insgesamt sind die Sleepbuds eine interessante Innovation, die zu einem störungsfreien Schlafen beitragen kann. Besonders wer regelmäßig unter Schlafstörungen leidet, die meist auf äußeren Störungen basieren, sollte den Kauf der Sleepbuds erwägen. Trotz des recht hohen Preises ist ein dauerhaft verbesserter Schlaf fast jeden Preis wert.

Alexa hilft beim Einschlafen –
Entspannung durch Geräusche

Viele Menschen leiden unter Schlafproblemen, die über einen längeren Zeitraum ein echtes Problem darstellen. Häufig sind es jedoch nur Kleinigkeiten, die ein schnelles Einschlafen verhindern. Ein wirksames Mittel sind gleichförmige **Geräusche**. Das angenehme Meeresrauschen oder das Geräusch eines gleichförmigen Landregens sorgt für Entspannung und Ruhe. Bisher mussten die passenden Geräusche zusätzlich angeschafft werden, heute übernimmt dies der Sprachassistent Alexa von Amazon.

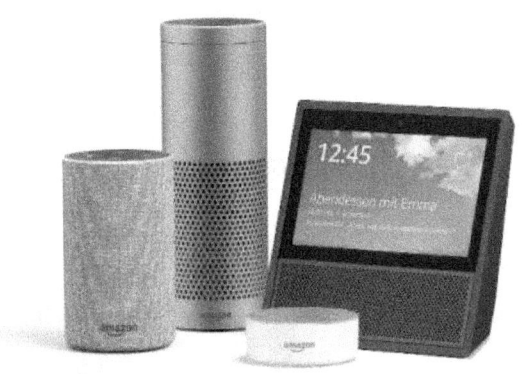

Was früher mühselig mit einer speziellen CD oder Kassette im Schlafzimmer eingespielt wurde, übernimmt nun Alexa. Mit einem einfachen Sprachbefehl lässt sich der gewünschte **Klangteppich** einspielen. Einzige Voraussetzung dafür ist ein Echo-Gerät und der übergreifende Sprachassistent Alexa. Der günstigste Einstieg liegt bei der Hardware bei knapp 40 Euro (Echo Input oder Fire TV Stick). Idealerweise sollte das Gerät dort platziert werden, wo Sie auch schlafen. Idealerweise auf dem Nachttisch. Wer ein leistungsfähigeres Gerät mit Display sucht, sollte in diesem Fall zum Echo Spot greifen. Dieses Gerät ist mehr als nur ein intelligenter Wecker.

Verfügen Sie nun über ein einsatzbereites Echo-Gerät, genügt nun nur noch ein entsprechender Sprachbefehl. Grundsätzlich ist Alexa bereits mit einer Fülle von Sprachbefehlen ausgestattet, doch das Angebot des **Sprachassistent** ist natürlich nicht grenzenlos. Dennoch haben die Macher von Alexa einen intelligenten Weg eingeschlagen, damit Alexa problemlos erweitert werden kann. So wurde der virtuelle Assistent als offenes System konzipiert. Dies bedeutet, auch externe Entwickler können ihr eigenen Anwendungen für Alexa entwickeln. Dabei handelt es sich um sogenannte Skills.

Diese Skills sind für den Nutzer kostenlos und werden nur durch einen Sprachbefehl automatisch auf dem jeweiligen Account installiert. Hierunter sind auch viele Skills vertreten, die für **Entspannung** mittels Musik oder Geräuschen sorgen. Auch kleine Kinder schlafen mit Hilfe dieser Geräuschkulisse deutlich besser ein.

Hinweis: Details finden Sie unter Schlaftracking.de

Was können Sie noch tun?

Sie haben nun eine Reihe von Maßnahmen kennengelernt, doch es existieren noch wesentlich mehr Dinge, die Sie ergreifen können, um mögliche Schlafstörungen auszuschließen und somit auch leistungsfähiger zu werden. Hier sind noch einige Tipps, die Sie tun können. Diese Liste lässt sich beliebig verlängern.

Wer nicht schlafen kann, sollte aufstehen

Auch wenn Sie bereits alle Tricks zum Einschlafen genutzt haben, sollten Sie ab einem bestimmten Zeitpunkt einfach das Bett verlassen. Wer krampfhaft versucht, in den Schlaf zu gelangen, baut nur unnötigen Stress auf. Diese Tatsache verhindert endgültig, dass Sie einschlafen. Stehen Sie auf und versuchen Sie sich zu entspannen. Vermeiden Sie anregende Tätigkeiten. Mit etwas Geduld werden Sie automatisch wieder müde und können anschließend einen neuen Versuch zum Einschlafen starten.

Haustiere gehören nicht ins Schlafzimmer

Sicherlich ist Ihnen das eigene Haustier wichtig, dennoch sollten Sie beim Schlaf den geliebten Hund, die kuschelige Katze oder einen vergleichbaren Mitbewohner aus dem Bett verbannen. Jede Bewegung, jedes Schnurren und jedes Geräusch können den eigenen Schlaf stören. Zumal der eigene Körper auch unbewusst auf jeden äußeren Einfluss reagiert. Zusätzlich besteht eine erhöhte Gefahr von Allergien, wenn das Haustier sich im Bett aufhält. Auch wenn es schwerfällt, ein Haustier sollte nicht die eigene Bettruhe stören. Ein Schlafplatz in einem anderen Raum ist daher anzustreben.

Weitere Ideen zum besseren Schlaf

Sie haben nun hoffentlich alle vorhandenen Tipps gelesen. Nun sollten Sie auch den einen oder anderen Ratschlag konkret in die Tat umsetzen. Alle Tipps sind dazu geeignet, Ihren Schlaf zu verbessern. Natürlich wird nicht jede Anregung bei jedem Menschen funktionieren. Dennoch sollte Sie die Chance nutzen, aktiv an ihrem Schlaf zu arbeiten.

Natürlich erhebt diese vorliegende Zusammenstellung an Tipps rund um das Thema Schlaf nicht den Anspruch einer Vollständigkeit. Weitere Anregungen und Ideen finden Sie auch auf unserer Webseite **Schlaftracking.de**

Weitere Titel und Angebote

An dieser Stelle haben wir einige Produkte zusammengestellt, die andere Käufer ebenfalls für interessant hielten.

Biohacking für das Gehirn

Funktioniert Gehirnjogging oder Biohacking tatsächlich? Kann das menschliche Gehirn und das damit verbundene Gedächtnis positiv beeinflusst und somit die Leistungsfähigkeit gesteigert werden? Die klare Antwort lautet: Ja. Es gibt eine Vielzahl von Möglichkeiten, auf die eigenen geistigen Fähigkeiten Einfluss zu nehmen.

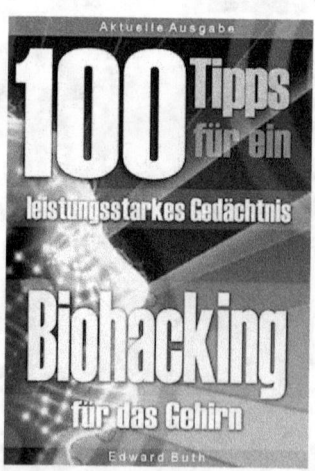

ASIN (eBook): **B07HJS9D41**

Hinweis: Jetzt auch als Taschenbuch (ISBN): **1723882097**

Glücklichsein im Leben

Bisher gibt es keine einheitliche Aussage, wie jeder Mensch sein persönliches Glück langfristig erreicht. Die folgenden Tipps und Anregungen stellen daher in erster Linie praxisnahe Maßnahmen dar, um das eigne Glücklichsein zu entdecken und zu verstärken. Wie Sie die vorliegenden Ratschläge anwenden, ist Ihnen überlassen, zumal jeder Mensch eine andere Auffassung und Erwartungshaltung für sein individuelles Glück besitzt.

Die folgenden Tipps und Anregungen stellen daher in erster Linie praxisnahe Maßnahmen dar, um das eigne Glücklichsein zu entdecken und zu verstärken.

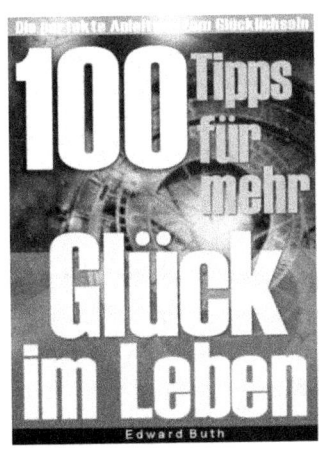

ASIN (eBook): **B00SZJ68HW**

Hinweis: Jetzt auch als Taschenbuch (ISBN): **In Kürze**

Mehr Selbstbewusstsein

Es geht es um die eigene Akzeptanz der persönlichen Stärken und Schwächen. Das eigene Selbstbewusstsein wird von der persönlichen Wahrnehmung der eigenen Person bestimmt. Dies gilt es zu verbessern. Grundsätzlich ist die Frage nach dem persönlichen Selbstwert eine äußerst subjektive Angelegenheit.

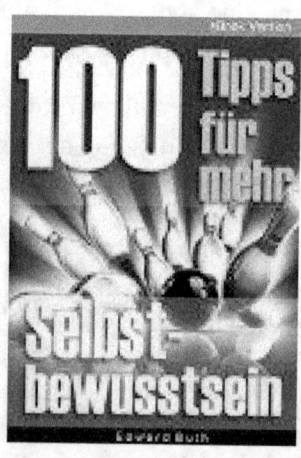

Durch positive und negative Erfahrungen kommt jeder Mensch aufgrund seiner eigenen Stärken und Schwächen zu einem sehr unterschiedlichen Ergebnis. Oft werden durch äußere Einflüsse gute Eigenschaften in den Hintergrund gedrängt.

ASIN (eBook):

Hinweis: Jetzt auch als Taschenbuch (ISBN): **In Kürze**

Effektivität im Leben

Frei nach dem Motto „Die richtigen Dinge tun und die Dinge richtig tun" bekommen Sie auf den nächsten Seiten viele Anregungen, wie Sie bestimmte Situationen in Ihrem Leben besser meistern können. Die Tipps sind in unterschiedliche Bereiche unterteilt, um einen besseren Überblick zu bekommen. Sie finden Anregungen in den Bereichen Arbeitsumfeld, Glück und Zufriedenheit, effektives Lernen sowie Gesundheit und Fitness.

Frei nach dem Motto „Die richtigen Dinge tun und die Dinge richtig tun" bekommen Sie auf den nächsten Seiten viele Anregungen, wie Sie bestimmte Situationen in Ihrem Leben besser meistern können.

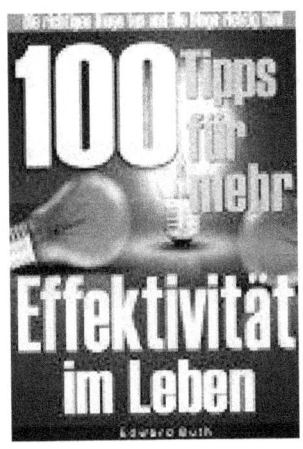

ASIN (eBook): **B00P1SRMAC**

Hinweis: Jetzt auch als Taschenbuch (ISBN): **In Kürze**

Aktives Zeitmanagement

Sowohl für das Privatleben als auch für das berufliche Agieren gilt, besonders sorgsam mit der knapp bemessenen Zeit umzugehen. Die folgenden 100 Tipps geben dem Leser die einmalige Chance, sich auf das wirklich Wesentliche zu beschränken und möglichst keine Zeit mit unnötigen Aufgaben zu verschwenden. Es werden Wege aufgezeigt, um den persönlichen Umgang mit der Zeit zu optimieren. So gewinnt der Einzelne einfach mehr Zeit für die wichtigen Dinge im Leben.

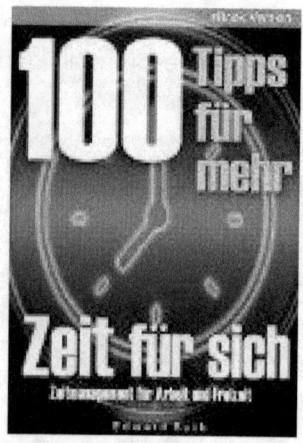

ASIN (eBook): **B00NWDZRR8**

Hinweis: Jetzt auch als Taschenbuch (ISBN): **In Kürze**

Besser Präsentieren

Die beste Idee oder die tollste Innovation lassen sich nicht vermitteln, wenn diese mit einer schlechten Präsentation dargeboten wird. Im Zeitalter eines ständig wachsenden Informationsangebotes und einer permanenten Reizüberflutung wird es für Sie immer wichtiger, Ihrem Publikum in kürzester Zeit die wesentlichen Informationen zu vermitteln.

Grundsätzlich ist es ein langer Weg bis zum absoluten Präsentations-Profi. Hier gilt die alte Weisheit: „Übung macht den Meister". Versuchen Sie permanent an Ihren Fähigkeiten im Zusammenhang mit dem Präsentieren zu arbeiten. Diese 100 Tipps bieten eine Fülle an Ansätzen für die persönliche Verbesserung. Nutzen Sie diese Chance.

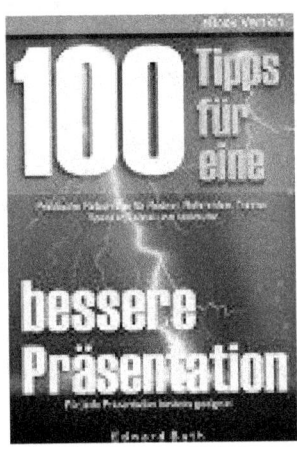

ASIN (eBook): **B00N4927F0**

Hinweis: Jetzt auch als Taschenbuch (ISBN): **In Kürze**

Wie hat Ihnen dieses Buch gefallen?

Unser kleines Team von Spezialisten ist bereits seit 1993 als Redaktionsbüro für die unterschiedlichsten Medien tätig. Bereits zu Beginn der Arbeit gehörte die Veröffentlichung von diversen Fachbüchern dazu.

Daher werden wir diesen Titel weiterhin pflegen und erweitern. Wir freuen uns über Ihre Meinung. Schreiben Sie uns an ebookguide@t-online.de oder an ebook@ebookblog.de mit dem Betreff „100 Tipps – Besser Schlafen Lernen".

Unser Tipp: Beachten Sie bitte unseren Update-Service unter Schlaftracking.de für diesen Titel! Einfach scannen!

Hinweis in eigener Sache, Rechtliches, Impressum

Der vorliegende Titel wurde mit großer Sorgfalt erstellt. Dennoch können Fehler nicht vollkommen ausgeschlossen werden. Der Autor und das Team von Schlaftracking.de übernehmen daher keine juristische Verantwortung und keinerlei Haftung für Schäden, die aus der Benutzung dieses Buches oder Teilen davon entstehen. Insbesondere sind der Autor und das Team von www.schlaftracking.de nicht verpflichtet, Folge- oder mittelbare Schäden zu ersetzen.

Gewerbliche Kennzeichen- und Schutzrechte bleiben von diesem Titel unberührt.

Cover-Foto: © pixel_dreams - Fotolia.com

Facebook, Twitter und andere Markennamen, Warenzeichen, die in diesem E-Book verwendet werden, sind Eigentum Ihrer rechtmäßigen Eigentümer. Alle Warennamen werden ohne Gewährleistung der freien Verwendbarkeit benutzt und sind möglicherweise eingetragene Warenzeichen. Der Verlag richtet sich im Wesentlichen nach den Schreibweisen der Hersteller.

Vielen Dank

Wilfred Lindo

Internet: **https://schlaftracking.de/**

Twitter: http://www.twitter.com/ebookguide

Facebook: https://www.facebook.com/streamingz.de

Schlaf optimieren – mehr Leistung – Glücklicher Leben

Herausgegeben von:

ebookblog.de / ebookguide.de

Redaktionsbüro Lindo

Dipl. Kom. Wilfred Lindo

12349 Berlin

E-Book-Produktion und -Distribution

Redaktionsbüro Lindo

Scan mich! Weitere Ratgeber, die ebenfalls für Sie interessant sind! Unter **Schlaftracking.de**

Aktuelles zum Titel

Eine Besonderheit dieses eBooks ist die regelmäßige Weiterentwicklung. Mit neuen Updates bei den verschiedenen Plattformen kommen auch neue Funktionen und Anwendungen auf Sie zu. Daher erhalten Sie in regelmäßigen Abständen zu diesem Buchtitel ebenfalls entsprechende Updates.

Dabei existieren einige Grundvoraussetzungen, um stets in den Genuss der aktuellsten Version des vorliegenden eBooks zu kommen. Diese Bedingungen sind allerdings bei jeder Angebotsplattform verschieden:

Amazon: Über die sogenannte *Buchaktualisierung* lassen sich Updates, die der betreffende Autor von seinem Titel eingespielt hat, automatisch über das Kindle-System einspielen. Um in den Genuss dieses Updates zu kommen, müssen Sie allerdings über Ihr Kindle-Konto die *Buchaktualisierung* einschalten. Sie ist standardmäßig nicht aktiv.

Webseite: Wir informieren Sie über unsere Webseite über aktuelle Updates unserer Titel.

Update-Service

Beachten Sie bitte unseren **Update-Service**
für diesen Titel! Scan mich!

Bildnachweis

Bilder, die nicht gesondert aufgeführt
werden, unterliegen dem Copyright des
Autors.

Historie

Aktuelle Version 1.01

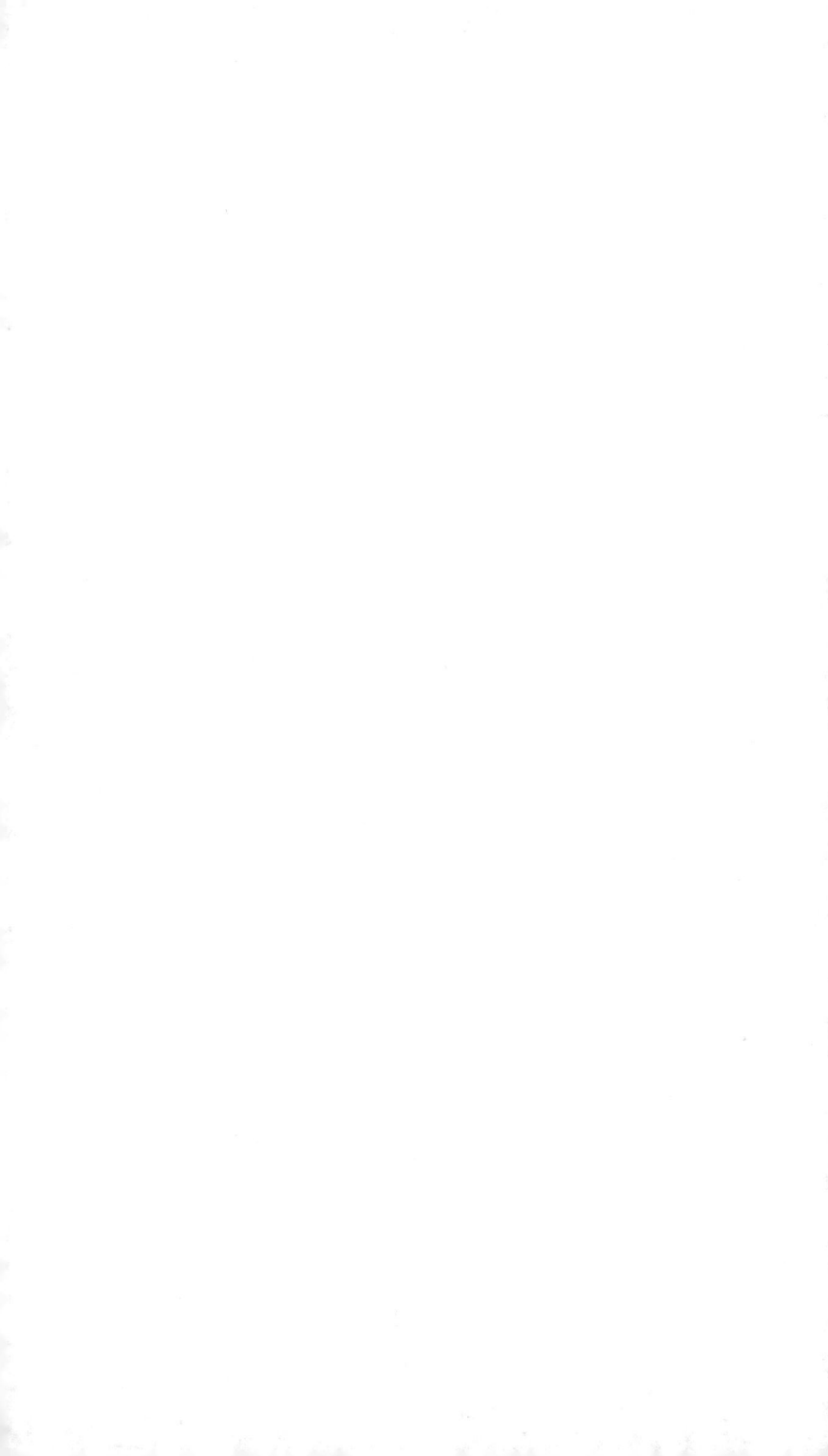

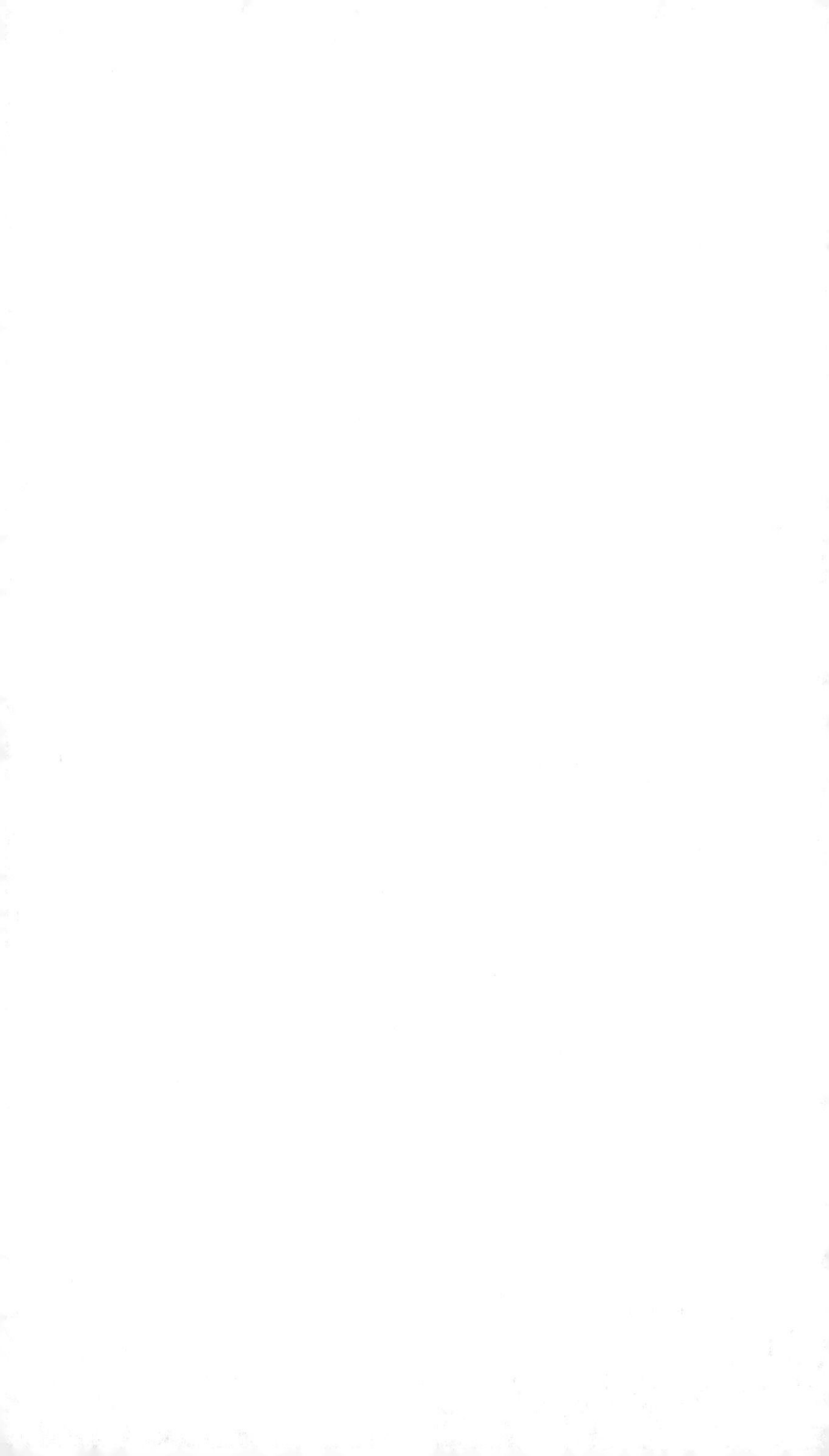